Ganzheitlich gesund

Judy Howard

BACH-BLÜTEN FÜR FRAUEN

Judy Howard

Bach-Blüten
für Frauen

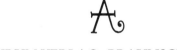

AURUM VERLAG · BRAUNSCHWEIG

Das englische Original erschien unter dem Titel „Bach Flower Remedies for Women" im Verlag The C. W. Daniel Company Ltd., Saffron Walden, Essex.

Ins Deutsche übersetzt von Ralph Tegtmeier
Titelfoto: Stock Image/Bavaria Bildagentur

Das Logo auf dem Umschlag dieses Buches ist ebenso ein eingetragenes Warenzeichen der Bach Flower Remedies Ltd., Oxfordshire, England, wie die folgenden Begriffe: Bach, Dr. Edward Bach, Bach-Blütenessenzen, Rescue und Rescue Remedy.

Die Deutsche Bibliothek – CIP-Einheitsaufnahme

Howard, Judy:
Bach-Blüten für Frauen / Judy Howard, [Ins Dt. übers. von Ralph Tegtmeier]. – 3. Aufl. – Braunschweig : Aurum-Verl., 1996
 (Ganzheitlich gesund)
 Einheitssacht.: Bach flower remedies for women <dt.>
 ISBN 3-591-08353-4

1. Auflage 1994
2. Auflage 1995
3. Auflage 1996
ISBN 3-591-08353-4
© 1992 Judy Howard
© der deutschen Ausgabe 1994 Aurum Verlag GmbH, Braunschweig
Alle Rechte vorbehalten.
Gesamtherstellung: Westermann Druck Zwickau GmbH

Inhalt

Einleitung 7
Wie die Bachblütenessenzen wirken 9

Kapitel 1 – Mein Selbstbild als Frau 16
    Figur und Ernährung 19
    Sexualität 24

Kapitel 2 – Die Menstruation und der
    Fortpflanzungszyklus 32
    Prämenstruelle Störungen 36

Kapitel 3 – Fruchtbar oder unfruchtbar 42
    Fruchtbarkeit 43
    Unfruchtbarkeit 47

Kapitel 4 – Schwangerschaft und Geburt 63
    Das erste Vierteljahr 70
    Das zweite Vierteljahr 73
    Das dritte Vierteljahr 75
    Wehen und Geburt 76
    Nach der Entbindung 86

Kapitel 5 – Wenn die Schwangerschaft nicht planmäßig
    verläuft
    Die ungewollte Schwangerschaft 90
    Fehlgeburt und Verlust eines Kindes 97
    Jennifers Geschichte 107

Kapitel 6 – Frauen in der Gesellschaft
    Familie und Beruf 116
    Einsamkeit 122
    Der Umgang mit Krankheit 125
    Sexuelle Probleme 140

Kapitel 7 – Die Krebsvorsorge
    Gebärmutterhalskrebs 148
    Brustkrebs 155

Kapitel 8 – Das reifere Alter
    Die Wechseljahre 163
    Hysterektomie 170
    Das Gefühlsleben im Alter 172
    Der Tod und das Sterben 178
    Trauer um den Verlust des Lebenspartners . 182

Literatur 189
Nützliche Adressen 191

Einleitung

Mit diesem Buch möchte ich Frauen die Möglichkeit geben, sich in ihrer persönlichen Entwicklung besser zurechtzufinden, indem sie ihre damit zusammenhängenden emotionalen Probleme positiv angehen und diesen mit der sanften Heilkraft der Bachblütenessenzen die Spitze nehmen. Diese Blütenessenzen dienen dazu, unser inneres Gleichgewicht wiederherzustellen, indem sie uns durch unsere negativen Gefühle führen und uns das Licht zeigen, das doch so oft erst am Ende eines sehr langen dunklen Tunnels auf uns zu warten scheint. Die Bachblütenessenzen sind gefahrlos und können jedermann helfen – Erwachsenen und Kindern, ja sogar Tieren und Pflanzen. Stets werden sie eher individuell für den Leidenden ausgesucht als an der ihn befallenden körperlichen Unpäßlichkeit orientiert. Dr. Edward Bach, der die Blütenessenzen in den dreißiger Jahren entdeckte, war der Überzeugung – und belegte dies auch durch umfangreiche Forschungen –, daß unser Gefühlsleben und unsere Persönlichkeit letztendlich für unser gesamtes geistiges und körperliches Wohlbefinden verantwortlich sind. Daher richtet sich sein Heilsystem auch in erster Linie darauf, mehr die kranke Persönlichkeit zu behandeln als die Krankheit, sich also stärker mit der Ursache als mit der Wirkung zu befassen.

Die Bachblütenessenzen sind für jedermann geeignet, können aber gerade Frauen eine sehr große Hilfe sein. Beginnend mit der Pubertät und das ganze fortpflanzungsfähige Alter hindurch, ja sogar noch danach, sind Frauen ihren Hormonen und den damit zusammenhängenden Gefühlsschwankungen oft hilflos ausgeliefert. Es ist, als würden wir zu Beginn der Pubertät auf eine Achterbahn aufsteigen, die wir erst mit Einsetzen der Menopause wieder verlassen, wobei sich die Auswirkungen noch lange nach dem Ende der Fahrt zeigen.

Dieses Buch befaßt sich mit sämtlichen Entwicklungsstufen eines Frauenlebens und damit, wie die Bachblütenessenzen helfen können, die emotionalen Traumen zu lindern, die diese Entwicklung manchmal so belastend machen.

Die Autorin: Judy Howard wurde am Queen Elizabeth Hospital in King's Lynn, Norfolk, zur Krankenschwester ausgebildet. Nach ihrem Abschluß im Jahre 1980 arbeitete sie zunächst als OP-Schwester und danach als Privatkrankenschwester in Bristol und London. 1982 absolvierte sie die Hebammenprüfung am Whittington Hospital in Nordlondon und arbeitete danach erst in der Praxis eines bekannten Londoner Gynäkologen und später in Nottingham und Ollerton. 1985 erhielt sie die Gelegenheit, sich dem Team im Bach Centre anzuschließen. Ihr Vater, John Ramsell, hatte bereits seit 1971 mit Nora Weeks und Victor Bullen in Mount Vernon zusammengearbeitet.

Am Bach Centre vermittelt sie als Lehrerin und Beraterin das Werk von Dr. Bach und leitet das Ausbildungs- und Unterrichtsprogramm der Dr. Edward Bach Foundation.

Wie die Bachblütenessenzen wirken

Die Bachblütenessenzen sollen den Menschen als Individuum behandeln, sein spezielles Temperament und seine Persönlichkeit. Sie stellen keine Behandlung für körperliche Beschwerden dar; da unser Körper aber entweder positiv oder negativ auf das reagiert, was wir denken und fühlen, bewirken die Blütenessenzen über die positive Wirkung auf unseren emotionalen Zustand eine Wiederherstellung unseres gesamten Seins.

Es gibt zahlreiche Bücher, in denen die Bachblütenessenzen und ihre Anwendung ausführlich beschrieben werden. Eine entsprechende Liste finden Sie am Ende dieses Buches.

Insgesamt gibt es 38 Bachblütenessenzen. Jede von ihnen ist für einen bestimmten emotionalen Zustand oder Persönlichkeitsaspekt zuständig. Es handelt sich dabei um ein vollständiges System, denn obwohl es Tausende von Worten gibt, die unsere Gefühlszustände beschreiben, bleiben bei genauerer Analyse der Stimmung oder des Gefühls nur 38 Grundzustände oder Charaktermerkmale übrig. Dr. Bach widmete sein Leben der Erforschung und Vervollkommnung dieses Heilansatzes, und nachdem er seine Beobachtungen abschließend ausgewertet hatte, wußte er, daß sein Lebenswerk vollendet war, und erklärte dies seinen Assistenten Nora Weeks und Victor Bullen. Man könnte sich fragen, ob Dr. Bach, wenn er heute noch lebte, nach weiteren Blütenessenzen suchen würde, um damit neue Krankheiten und die Belastungen des modernen Lebens zu behandeln. Aber da die Essenzen gar nicht in erster Linie die Krankheiten heilen, sondern vielmehr die Emotionen, die die Krankheiten verursachen, und die Persönlichkeit des Menschen, der erkrankt ist, müssen keine neuen

Blütenessenzen entdeckt werden, denn unsere Emotionen bleiben zu allen Zeiten und überall auf der Welt gleich, wo, wie oder wann immer wir auch leben mögen.

Es folgt eine knappe Beschreibung sämtlicher Bachblütenessenzen.

Agrimony: für Menschen, die ihre Gefühle hinter einer fröhlichen Miene verbergen.

Aspen: bei vagen, unbekannten Gefühlen, die zu Sorge und banger Furcht führen.

Beech: für Menschen, denen es schwerfällt, die Vorgehensweise anderer Menschen zu tolerieren oder zu begreifen, und die deshalb überkritisch und reizbar sind.

Centaury: für Menschen, die gütig sind und gern gefallen, deren gutmütiges Wesen aber leicht von dominierenderen Persönlichkeiten unterdrückt oder ausgebeutet wird.

Cerato: für Menschen, die die Bestätigung anderer suchen, weil sie ihren eigenen Entscheidungen und Urteilen oder ihrer Intuition nicht gänzlich vertrauen.

Cherry Plum: bei irrationalen Gedanken und der Furcht, den Verstand zu verlieren.

Chestnut Bud: für Menschen, die immer wieder denselben Fehler begehen und nur wenig aus den Erfahrungen der Vergangenheit lernen.

Chicory: für Menschen, die dazu neigen, anderen ihre Liebe auf selbstsüchtige oder besitzergreifende Weise aufzuzwingen, ohne deren Bedürfnis nach Unabhängigkeit und persönlicher Freiheit anzuerkennen, und die leicht verletzt sind, wenn sie eine Abfuhr bekommen.

Clematis: für verträumte Menschen, die in der Zukunft leben, zu Tagträumen neigen, zerstreut sind und ein Ziel brauchen.

Crab Apple: die reinigende Essenz für Menschen, die sich selbst nicht mögen oder sich unsauber, krank oder häßlich fühlen.

Elm: für Menschen, die normalerweise zuversichtlich sind, gelegentlich aber den Druck und die Verantwortung des Lebens oder ihres Berufs als übermächtig empfinden und dann dazu neigen, ihr Selbstvertrauen zu verlieren und niedergeschlagen zu sein.

Gentian: bei Depressionen mit bekannten Ursachen. Bei Rückschlägen, die zu Entmutigung oder Enttäuschung führen.

Gorse: für Menschen, die keine Hoffnung mehr haben, daß es ihnen jemals wieder bessergehen könnte. Sie sind pessimistisch und sehen nur schwarz.

Heather: für Menschen, die Gesellschaft und Gefährten brauchen. Sie sind redselig und fesseln die Aufmerksamkeit eines anderen solange sie können, wobei sie detailreich ihre Probleme oder ihr persönliches Leben schildern.

Holly: bei Haß, Neid, Argwohn, Rachegefühlen, Eifersucht – alles Gefühle, die die Liebe in uns zersetzen.

Honeysuckle: für Menschen, deren Gedanken zu Lasten ihrer Freude an der Gegenwart in der Vergangenheit verweilen; wenn der Geist bei glücklichen Erinnerungen verweilt, unangenehme Vorfälle noch einmal durchlebt oder sich danach sehnt, wie es früher war.

Hornbeam: für Menschen, die nicht über genügend Kraft verfügen, um dem bevorstehenden Tag oder einer vor ihnen liegenden Aufgabe zu begegnen; Menschen, die gern verzögern und die Dinge «auf morgen» verschieben.

Impatiens: für Menschen, die zu Ungeduld neigen und ungehalten auf Langsamkeit reagieren. Sie möchten, daß alles schnell geschieht, und haben es auch selbst ständig eilig.

Larch: für Menschen, denen das Vertrauen in ihre eigenen Fähigkeiten fehlt, die nicht an sich selbst glauben, sich vor dem Scheitern fürchten und daher erst gar keinen Versuch wagen.

Mimulus: für Menschen, die sich fürchten und denen es an Mut fehlt; bei alltäglichen, vertrauten Ängsten und für jene, die scheu oder zaghaft sind.

Mustard: bei Depressionen ohne erkennbare Ursache; bei einem Unglücksgefühl, das sich über den Menschen legt und wie eine vorbeiziehende Wolke wieder verschwindet, ohne daß eine Ursache auszumachen wäre.

Oak: für Menschen mit innerer Kraft, die nicht nach- oder aufgeben können und trotz aller Rückschläge im Leben immer weitertrotten.

Olive: bei Müdigkeit, Mattheit, Erschöpfung, bei einem Gefühl des Ausgelaugtseins nach anstrengender Arbeit oder langer Konzentration.

Pine: für Menschen, die Schuldgefühle oder ein dauerhaft schlechtes Gewissen haben und sich selbst Vorwürfe machen, auch für Dinge, für die sie nichts können.

Red Chestnut: für Menschen, die sich ständig um die Sicherheit und das Wohlergehen ihrer Lieben sorgen, die also überängstlich und furchtsam sind.

Rock Rose: bei Entsetzen, Panik, Alpträumen und anderen grauenerregenden Ängsten.

Rock Water: für Menschen, die sehr streng mit sich selbst umgehen, die sich hohe Standards und Ziele setzen und sich selbst ständig Perfektion abverlangen.

Scleranthus: für unentschlossene Menschen, die das Für und Wider jeder Situation abwägen und zögern («Soll ich oder soll ich nicht?»).

Star of Bethlehem: bei Schockzuständen, den Auswirkungen schlechter Nachrichten, bei Verlust, Trauer und Niedergeschlagenheit.

Sweet Chestnut: bei völliger Verzweiflung und drohendem Zusammenbruch.

Vervain: für Menschen, die sich über Ungerechtigkeit erregen. Sie melden sich zu Wort, um ihren Standpunkt kundzutun und versuchen andere von dem zu überzeugen, was sie zu sagen haben. Sie arbeiten hart und begeistert auf allen Gebieten, mit denen sie sich befassen, und neigen zu Verspannung und großem Streß.

Vine: für Menschen von starkem und dominantem Wesen; die Führer, die versucht sind, ihre Position und Stärke zu nutzen, um andere zu kontrollieren, ohne auf deren Gefühle und

Vorlieben Rücksicht zu nehmen. Sie fordern von anderen Menschen Gehorsam und die Befolgung ihrer Befehle.

Walnut: bei Veränderungen und in Zeiten, in denen man sich entwurzelt fühlt; auch für Menschen, die sich leicht von anderen beeinflussen oder von ihrem Weg abbringen lassen.

Water Violet: für Menschen, die reserviert, selbstbeherrscht und würdevoll sind und Frieden und Ruhe genießen. Sie können wegen ihres Bedürnisses nach Alleinsein «den Anschluß verlieren» und daher abweisend oder unzugänglich wirken.

White Chestnut: bei sorgenvollen Gedanken und unangenehmen Vorstellungen, die die innere Ruhe und den Seelenfrieden beeinträchtigen können.

Wild Oat: für Menschen, die im Leben vor einer wichtigen Entscheidung stehen und nicht wissen, welche Richtung sie einschlagen sollen. Sie fühlen sich oft unerfüllt und unzufrieden mit dem, was sie erreicht haben, und haben das Bedürfnis, etwas von Wert zu tun.

Wild Rose: für Menschen, die unmotiviert sind und resigniert alles hinnehmen, was geschieht; bei Apathie und Resignation oder Gefühlen der Schalheit.

Willow: bei Mißmut oder Verbitterung. Für Menschen, denen es schwerfällt, zu verzeihen und zu vergessen, die sich aber mit Negativität und ihrem eigenen Unglück aufhalten.

Rescue Remedy: Eine Kombination aus *Star of Bethlehem*, *Rock Rose*, *Clematis*, *Cherry Plum* und *Impatiens*. Das Mittel für Notfälle – Unfälle, Prüfungsangst und so weiter. *Rescue Remedy* kann auch auf die Haut aufgetragen werden, um den auf einen Schlag oder eine kleinere Verbrennung folgenden Schock und Schmerz zu lindern. *Rescue Remedy Creme* (in der außerdem noch *Crab Apple* wegen seiner reinigenden Eigenschaften enthalten ist) wirkt ebenfalls sehr beruhigend und kann als allgemeine Heilsalbe bei Schürfungen, Wunden, Hautreizungen und so weiter verwendet werden.

Da die obige Beschreibung der Essenzen der Bestimmung ihrer Indikation dient, sind die dort aufgeführten Stimmungen negativ formuliert worden. Den positiven Aspekt – das genaue Gegenteil des negativen – will man erreichen, indem man die angezeigte Essenz einnimmt.

Es wird Ihnen aufgefallen sein, daß die Essenzen nicht nur Stimmungen und geistige Zustände beschreiben, wie sie die meisten von uns von Zeit zu Zeit erfahren; es gibt auch Beschreibungen von Charakterzügen, Menschentypen und Persönlichkeitsmerkmalen. Bei der Auswahl der Essenzen ist es wichtig, nicht nur die zu verwenden, die zur jeweiligen Stimmung gehören, sie müssen auch zur betroffenen Persönlichkeit passen. Mit anderen Worten, stellen Sie die Stimmung in den Kontext Ihrer natürlichen Disposition und betrachten Sie sich selbst als *ganzheitliche Person*.

Je nach den Erfordernissen können auch mehrere Essenzen gleichzeitig verabreicht werden, das Maximum liegt bei sechs bis sieben. Die Essenzen sind völlig unschädlich, so daß es weder zu einer Überdosis noch zu Unverträglichkeiten kommen kann. Sie lassen sich auch problemlos zusammen mit anderen Medikamenten einnehmen und beeinträchtigen keine andere Behandlung, der Sie sich gerade unterziehen mögen. Da die Essenzen in Branntwein konserviert werden, sollte man sie wie folgt mit Wasser verdünnen: Geben Sie zwei Tropfen jeder Essenz aus der sogenannten Stockbottle in ein 30-ml-Fläschchen (zur Not tut es auch ein kleineres) und füllen Sie es mit abgekochtem Wasser auf. (Mineralwasser ist besser geeignet, weil es länger frisch bleibt als Leitungswasser.) Von dieser Zubereitung nehmen Sie mindestens viermal täglich jeweils vier Tropfen oder mehr, falls erforderlich.

Sie können die Tropfen auch in ein Glas Wasser geben, aus dem Sie mehrmals täglich trinken. Das mag praktischer sein, wenn die Essenzen Ihnen nur helfen sollen, eine vorübergehende Stimmung zu überwinden. Bei einer dauerhaften Behandlung oder bei tiefersitzenden Problemen ist es jedoch wirtschaftlicher und meistens auch bequemer, sich wie beschrieben ein Fläschchen zu mischen.

Rescue Remedy ist außerordentlich hilfreich in Notsituationen und kann je nach Bedarf eingesetzt werden. Dann nimmt man vier Tropfen in etwas Wasser oder auch unverdünnt direkt aus der Stockbottle.

Dieses Buch beschäftigt sich ausführlich mit dem Gebrauch der Bachblütenessenzen für Frauen. Während wir jede potentiell problematische Phase im Leben einer Frau betrachten, werden wir die Essenzen etwas eingehender behandeln und sie in Beziehung zu allen Aspekten der Weiblichkeit setzen. Dr. Bach wollte, daß wir die Essenzen als natürlichen Bestandteil unseres Lebens akzeptieren. Ich hoffe, daß die Essenzen mit Hilfe dieses Buches auch zu einem natürlichen Bestandteil *Ihres* Lebens werden, damit Sie die wahre Schönheit und Freude des Frauseins erleben oder wiedererfahren können.

Kapitel 1

Mein Selbstbild als Frau

Beginnen wir mit einer Betrachtung unseres Körpers – unseres Aussehens und unserer Figur. Im Kindesalter scheinen Körpergestalt und -größe keine sonderlich große Rolle zu spielen. Wichtig sind im allgemeinen nur Beliebtheit und Persönlichkeit. Kinder, mit denen sich gut spielen läßt, die lustig, extrovertiert und freundlich sind, haben auch die meisten Freunde. Wichtiger wird das Aussehen erst mit zunehmendem Alter, wenn das Individuum ein Bedürfnis nach Zugehörigkeit und Anpassung entwickelt. Im Kollektiv – in der Schule und sogar schon im Kindergarten – pflegen Kinder die «Unpassenden» auszusondern, Kinder etwa, die anders zu sein scheinen und sich daher vom Rest abheben. Sei es, daß sie zu dick sind oder zu dünn, zu ungekämmt oder zu gelackt, zu intelligent oder zu langsam – eben alles, was ein Kind zum Außenseiter macht. Aus welchem Grund auch immer Kinder abgewiesen werden mögen, es bleibt ihnen nichts anderes übrig, als es entweder hinzunehmen und Hänselei und Freundeslosigkeit zu ertragen oder die Gunst ihrer Gleichaltrigen zu gewinnen, indem sie unter Beweis stellen, daß es sich lohnt, sie zu kennen. Das kann durch sportliche Leistungen geschehen, durch Anstiftung zu Streichen oder dadurch, daß das Kind zur Stimmungskanone der Klasse wird. Dann interessieren sich die anderen Kinder mehr für seine Persönlichkeit und vergessen, was sonst Anlaß zum Hänseln gewesen wäre.

Wenn wir ins Teenageralter eintreten, gewinnen Äußerlichkeiten zunehmend an Bedeutung. Im allgemeinen erkennen Erwachsene zwar an, daß der erste Eindruck von einem Menschen oft nur unvollständig ist, doch eine richtige Meinung können wir uns über eine Person erst bilden, nachdem wir sie wirklich kennengelernt haben. Oft ist man versucht, den ersten Eindruck entscheiden zu lassen, und das kommt besonders häufig vor, wenn man einem potentiellen neuen Freund vorgestellt wird oder jemanden auf einer Party kennenlernt. Sicherlich kann sich jeder an eine Gelegenheit erinnern, wo er eine sofortige Abneigung gegen jemanden verspürte, die allein auf einer Beurteilung des Äußeren beruhte. Glücklicherweise achten wir als Erwachsene mehr auf das, was sich unter der Oberfläche verbirgt, und legen weniger Wert auf Äußerlichkeiten. Dennoch haben wir häufig eine festgelegte Vorstellung davon, wie unser Idealpartner aussehen sollte, und das kann uns daran hindern, die besseren Eigenschaften eines Menschen zu schätzen oder ihn überhaupt richtig kennenzulernen. Schönheit endet nun einmal unter der Haut, und wenn wir uns nur die Mühe machten, tiefer zu blicken und zu forschen, könnten wir dort eine Vielzahl verborgener Schätze entdecken, die sehr viel schöner sind und die äußere Hülle durchstrahlen würden, wenn man ihnen nur die Gelegenheit dazu böte.

Wenn wir uns anschauen, wie wir andere Menschen wahrnehmen, verstehen wir auch besser, wie wir uns selbst sehen. Dann werden die Gründe für Unzufriedenheit, Eitelkeit, Selbstbejahung oder -verneinung klarer. Oft wenden wir dieselben Kriterien, mit denen wir andere beurteilen, auch bei der Selbstprüfung an, und so kann es vorkommen, daß wir andere für etwas kritisieren, das wir an uns selbst nicht mögen. Das gilt für das körperliche Aussehen genauso wie für Charakterfehler. Wollen wir das Leben aber unbegrenzt genießen können, so kommt es darauf, daß wir uns selbst schätzen lernen. Wenn wir uns selbst positiv sehen, sind wir auch entsprechend selbstbewußt, so daß wir uns, ungehindert von selbstverzehrenden Sorgen darüber, was andere von uns halten mögen, ganz dem Leben widmen können. Das ist allerdings oft leichter gesagt als getan, und die meisten Frauen haben irgend etwas, das sie an sich selbst nicht mögen oder das sie als Makel empfinden; und natürlich gibt es immer auch irgendeine andere Frau, die sich glücklich schätzen würde, wenn sie diesen «Fehler» hätte. Wenn wir unsere Eigenschaften austauschen könnten wie Briefmarken, wären vielleicht alle glücklich! Vielleicht aber auch nicht...

So oder so tun wir jedenfalls, was wir können, um unsere Vorzüge zu betonen. Schmeichelhafte Kleidung, Make-up oder eine neue Frisur – all das trägt dazu bei, daß wir uns wohler fühlen, und das tun wir sowohl für uns selbst als auch für andere. Wenn wir gut aussehen, fühlen wir uns wohl, und wenn wir uns wohl fühlen, sind wir glücklich. Es hat also therapeutischen Wert, wenn wir uns um uns selbst kümmern.

Die Pflege des eigenen Aussehens kann also sehr nützlich sein, damit wir uns selbst akzeptieren. Aber würden wir uns auch so viel Mühe geben, wenn wir wie ein Einsiedler weitab von allen Menschen in Isolation lebten? Würde es da noch eine Rolle spielen, wie wir aussehen? Wer sollte es denn beurteilen? Die meisten Frauen in dieser Situation würden wahrscheinlich aufhören, Makeup zu tragen, würden sich für bequeme Kleidung entscheiden, ohne darauf zu achten, was wozu paßt oder sich Sorgen darüber zu machen, ob die Blusen überhaupt gebügelt sind. Einige Frauen jedoch würden sicherstellen, daß sie immer makellos aussehen, sei es, um ihre eigenen Bedürfnisse zu befriedigen, oder «nur für den Fall, daß doch noch unerwarteter Besuch kommt». Insgesamt betrachtet scheint uns unser Aussehen dann wichtig zu sein, wenn auch ein anderer Mensch da ist, um es zu würdigen. Das kann ein Mensch sein, der eine große Rolle in unserem Leben spielt, aber vielleicht möchten wir damit auch nur ganz allgemein etwas dokumentieren oder effizient erscheinen. Im großen und ganzen möchten wir ein Image aufbauen, das andere wahrnehmen und anerkennen sollen, gleich, wer sie sind, aber letztendlich urteilen wir über uns selbst: Unser Aussehen findet entweder unsere eigene Anerkennung oder nicht.

Figur und Ernährung

Nur wenige Frauen sind mit ihrer Figur zufrieden. Wer dünn ist, beneidet vielleicht die rundlicheren Typen; und wer eine fülligere Figur hat, würde vielleicht alles darum geben, schlank zu sein. Auch wenn es sicherlich leichter gesagt als getan ist, können die unangenehmen Nebenwirkungen der Fettleibigkeit durch Selbstbeherrschung vermieden werden.

Die Nahrung ist der Treibstoff unseres Körpers. Wir brauchen sie, damit unsere Organe richtig funktionieren, wir brauchen ihre Energie, um gesund leben zu können. Was unser Körper jedoch braucht und was er tatsächlich bekommt, sind zwei verschiedene Dinge, die sich keineswegs immer miteinander decken. Der Körper braucht eine ausgewogene Diät, die einen bestimmten Anteil an Proteinen, Kohlehydraten, Fetten und Ballaststoffen enthält, dazu eine angemessene Menge aller lebenswichtigen Vitamine und Mineralstoffe. Viele Menschen haben Schwierigkeiten, das genaue Verhältnis dieser Nährstoffe zueinander herzustellen.

Energie wird in Kalorien gemessen. Nährstoffe mit hohem Kalorienwert, die sich also leicht umwandeln und für den Energiegewinn nutzen lassen, sind Kohlehydrate, Stärke, Zucker und Fette. Nimmt der Körper mehr Kalorien auf als er Energie braucht, wird der Überschuß als Fett gespeichert. Manche Menschen verbrennen Energie schneller als andere und brauchen daher mehr Kalorien als solche mit einem langsameren Stoffwechsel. Ganz ähnlich brauchen Menschen, die sehr viel körperliche Arbeit leisten oder einen Beruf haben, in dem sie viel umhergehen müssen, eine Diät mit höherem Energieanteil als Menschen mit sitzender Tätigkeit. Allerdings verbraucht das Gehirn gewaltige Mengen an Energie, so daß ein Mensch, der an einem Schreibtisch einer anstrengenden geistigen Tätigkeit nachgeht, vielleicht mehr Energie braucht als jemand, der in seinem Beruf stärker körperlich gefordert wird.

Abgesehen von bestimmten Drüsenstörungen, die eine spezielle Behandlung erfordern, ist die Ursache für Übergewichtigkeit entweder übermäßiger Essenskonsum oder ein Mangel an Bewegung, und beides läßt sich mit ein wenig – vielleicht auch einer Menge – Motivation ausgleichen. In der Regel ist Achtsamkeit in beiden Bereichen gefordert. Wer tatsächlich abnehmen muß, sollte seine Ernährung schonend umstellen. Es hat keinen Zweck, sich einer Blitzdiät zu unterziehen, bei der das Übergewicht zu schnell abgebaut wird; denn obwohl uns eine solche Diät in relativ kurzer Zeit befriedigen und ermutigen mag, führt sie doch unweigerlich dazu, daß der Körper sich «verkrampft». Bei einer dramatisch reduzierten Diät muß der eigentlich an größere Nahrungsmengen gewöhnte Körper seine eigenen Fettspeicher angreifen, um Energie zu gewinnen, weil die Nahrungsmittelzufuhr für seine Bedürfnisse nicht mehr ausreicht. Das führt anfangs zwar zu einem schnellen Gewichtsverlust, doch sobald der Körper den ersten Schock verkraftet hat, zieht er die Bremse an. Dann verlangsamt sich der Stoffwechsel, und der Körper beginnt, an seinen Reserven festzuhalten, indem er nur jene Nahrungsmittel verwertet, die ihn mit lebenswichtigen Stoffen versorgen, und so seine Speicher schont.

Dieses Kompensationsverhalten verlangsamt dann den Gewichtsverlust, und obwohl man mit einer weiteren Drosselung der Nahrungsmittelzufuhr diesen Kampf unweigerlich gewinnen wird, bleibt es nur ein kurzfristiger Sieg. Sobald die normalen Eßgewohnheiten wieder aufgenommen werden, greift der Körper als Maßnahme der Selbstverteidigung auf seine Überlebensinstinkte zurück und beginnt, einen noch größeren Reserveenergiespeicher aufzubauen als zuvor! Das kann dazu führen, daß man sogar noch mehr zunimmt und schließlich zu der entmutigenden Erkenntnis gelangt, daß man zwar einen großen Schritt vorangekommen ist, aber dafür zwei noch größere Schritte zurückgeworfen wurde. Will man sich also einer Diät unterziehen um abzunehmen, so muß man nicht nur auf regelmäßige Bewegung achten, damit der Körper gezwungen wird, seine eigenen Energiereserven aufzubrauchen, sondern muß die Diät auch sanft und schrittweise durchführen.

Das dauert zwar länger, führt dafür aber auf lange Sicht zu einem nachhaltigeren Erfolg. Sollte dieser langsame Fortschritt Sie ungeduldig machen, dann kann Ihnen die Bachblütenessenz *Impatiens* helfen. Wenn Sie sich entmutigt fühlen, wenn Sie einen Rückschlag erfahren haben oder wenn Sie niedergeschlagen und erfolglos sind, wird *Gentian* Ihnen die erforderliche Ermutigung bescheren, um mit wiederhergestelltem Optimismus durchzuhalten. *Gorse* gibt Ihnen neue Hoffnung, wenn Sie völlig pessimistisch sind. Für Leute, die zwar wissen, daß sie abnehmen müssen, dies aber immer wieder auf die lange Bank schieben, um sich beim Hineinstopfen eines weiteren Stücks Kuchen einzureden «Morgen fange ich mit meiner Diät an», ist *Hornbeam* die Essenz, die sicherstellt, daß dieses «Morgen» auch tatsächlich kommt. Wenn Sie es schon ein paarmal versucht haben, aber immer wieder in alte Eßgewohnheiten verfallen sind und dementsprechend zugelegt haben, wird sich *Chestnut Bud* als hilfreich erweisen, weil es das Lernen aus Erfahrungen fördert und Sie auch erinnern wird, wenn Sie Gefahr laufen, der Versuchung nachzugeben!

Andererseits kann das Diäthalten aber auch zu einer regelrechten Besessenheit werden, und das gilt genauso für Menschen, die tatsächlich abnehmen müßten, wie für jene, die nur wenig oder überhaupt kein Übergewicht haben. Das Verlangen, das eigene Aussehen durch das Einhalten einer Diät zu verbessern, beruht auf einem schlechten Selbstwertgefühl, das vor allem bei Frauen oft dazu führt, daß sie sich selbst nicht mehr so sehen, wie sie sind, sondern sich als eine häßliche, unförmige und groteske Manifestation ihres wahren Wesens begreifen. *Crab Apple* ist die Bachblütenessenz, die bei derlei Gefühlen Verwendung finden sollte. Sie hilft, das Selbstwertgefühl zu verbessern, sich selbst zu respektieren und zu mögen, so daß man wieder in den Spiegel schauen und sich wohlfühlen kann, anstatt sich angeekelt von einem in Wirklichkeit nur verzerrten Abbild abzuwenden. *Rock Water* ist eine weitere nützliche Essenz, die bei starrem Diäthalten und unbeugsamer Selbstkasteiung verwendet wird. Möglicherweise liegt aber auch ein Mangel an Selbstvertrauen vor. In diesem Falle wäre *Larch* angezeigt.

Appetitlosigkeit (*Anorexia nervosa*) wird häufig als «Krankheit der Diätversessenen» interpretiert. Das ist allerdings etwas irreführend. In der Tat kann diese Störung auch durch übereifriges Diäthalten ausgelöst werden, doch ist dies keineswegs die einzige Ursache. Viele Frauen mit diesem Leiden haben in Wirklichkeit gar kein Gewichtsproblem, sondern mögen sich einfach nur nicht oder möchten sich aus irgendeinem Grund selbst bestrafen. Auch hier ist wieder *Crab Apple* angezeigt. Andere empfinden Nahrung als abstoßend oder schmutzig und ertragen es nicht, sie zu sich zu nehmen. Hier wäre *Crab Apple* ebenfalls als Mittel gegen das Gefühl der Beschmutzung zu empfehlen. *Holly* kann hilfreich sein, weil diese Eßstörung oft mit einem Mißtrauen gegenüber möglichen schädlichen Auswirkungen der Nahrung oder mit Argwohn gegen die Person, die sie zubereitet hat, einhergeht. Vielleicht liegt auch ein Unbehagen darüber vor, «so viel Umstände» zu machen. Dann sollte *Pine* verwendet werden. Appetitlosigkeit kann viele Gründe haben, von denen die meisten sehr tief wurzeln. Daher bedarf es einer sorgfältigen und feinfühligen Beratung, die es der betroffenen Person ermöglicht, sich selbst so weit zu öffnen, daß die richtige Essenz für sie ausgewählt werden kann.

Es gibt noch ein verwandtes Leiden namens *Anorexia bulimia*, auch Bulimie genannt, bei dem die Nahrung oft in heimlichen Freßschüben aufgenommen wird, um danach, wenn das Gefühl des Selbstekels überwältigend wird, wieder ausgebrochen zu werden. Wie der *Anorexia nervosa* liegen auch der Bulimie oft sehr viel Selbsthaß und Selbstekel zugrunde, Emotionen, gegen die *Crab Apple* ein wichtiges Mittel darstellt. Obwohl sich Haß und Ekel in den meisten dieser Fälle gegen sich selbst richten, kann dahinter eine tiefsitzende Abneigung oder ein Haß gegenüber anderen Familienmitgliedern, Eltern oder Autoritätspersonen liegen, so daß das selbstschädigende Verhalten als Ausdrucksform für diese Wut in Anspruch genommen wird. Gegen den Haß hilft *Holly*, gegen die Abscheu *Willow*. *Holly* ist auch ein wirksames Gegenmittel bei Eifersuchtsgefühlen, etwa im Konkurrenzkampf der Geschwister.

Es gibt eine weitere Gruppe von Menschen mit diesem Leiden, die in der Beziehung zu ihren Eltern irgendein emotionales Trauma durchlebt haben und daher so wenig Selbstvertrauen oder Selbstwertgefühl haben, daß sie sich unbebewußt selbst betrafen und verletzen, um die Aufmerksamkeit anderer auf sich zu ziehen und mangelnde Liebe und Hingabe auf diese Weise zu kompensieren. *Star of Bethlehem* hilft, dieses Gefühl des Mangels zu lindern. *Chicory* wirkt gegen krampfhaftes Festhalten, Possessivität und Aufmerksamkeitsbedürfnis; *Cerato* ist für Menschen, die nach Bestätigung durch andere streben; *Willow* für jene, die ständig über ihr Unglück und ihre schlimme Lebenslage nachgrübeln; *Heather* wird bei Ichbezogenheit eingesetzt. Wer seine Gefühle oder seinen Körper verstecken will, sollte *Agrimony* einnehmen, da dies inneren Schmerz und innere Qualen lindert. Angst vor dem Essen kann mit Hilfe von *Mimulus* überwunden werden oder auch mit *Rock Rose*, wenn es sich um echtes Entsetzen handeln sollte. Es kann sehr traumatisch sein, vor anderen Menschen eine Mahlzeit einnehmen zu müssen. *Larch* vermittelt größeres Selbstvertrauen, wenn es einem peinlich ist, in der Öffentlichkeit beim Essen gesehen zu werden. *Pine* ist ein Mittel gegen Schuldgefühle, wenn man seine Mahlzeit nicht zu Ende essen kann, während *Mimulus* allgemein gegen Angst vor dem Essen hilft. Diese Angst kann sich auch zu einer Furcht vor dem Ersticken steigern, die durch *Rock Rose* gelindert wird. Gerade weil so viele verschiedene Mittel angezeigt sein können, ist es von größter Wichtigkeit, daß auch die Persönlichkeit des betroffenen Menschen Berücksichtigung findet.

Figur und Aussehen spielen eine wichtige Rolle für das Bild, das wir von uns selbst haben, aber daß dieses Bild sehr wandlungsfähig ist, wissen wir alle. Manchmal schauen wir morgens in den Spiegel, und strahlende Augen blicken uns aus einem frischen und erholten Gesicht entgegen. Am nächsten Morgen sehen wir in denselben Spiegel, erblicken fleckige Haut, eingefallene Wangen und aufgequollene Augen und fühlen uns selbst nach einigen Bemühungen, diese Fehler wegzuschminken, irgendwie «nicht richtig». Zu solchen Zeiten beneiden wir andere Frauen, die immer gut auszusehen scheinen.

Aber das ist alles relativ. Aus den Unvollkommenheiten, die für die eine Frau den Absturz bedeuten, bezieht eine andere ihre Stärke, und es gibt auch unsichtbare Qualitäten, die alle körperlichen Mängel wettmachen. Humor, Sanftheit, Güte und Warmherzigkeit sind Merkmale jener Schönheit, die viel tiefer geht als makellose Haut oder eine sportliche Figur. Diese Aspekte des Wesens einer Frau sind es, die sie lebendig werden lassen und von denen sich andere letztendlich angezogen fühlen – der eigentliche Kern und nicht nur der schöne äußere Schein.

Sexualität

Es gab eine Zeit, da alles, was mit Sexualität zu tun hatte, ein Tabuthema darstellte. So wuchsen Frauen wie Männer nicht selten in Unwissenheit um die Bedeutung der körperlichen Veränderungen während der Pubertät auf. Mädchen fürchteten sich, wenn ihre Periode einsetzte, weil sie glaubten, verbluten zu müssen, da niemand sie informiert hatte, was auf sie zukommen würde. Manche Frauen heirateten sogar, ohne zu wissen, wie Kinder entstehen. Gelegentlich war auch der Mann nicht viel klüger, und ich weiß von Ehen, die tragischerweise nie vollzogen wurden, weil das Paar überhaupt nicht wußte, was zu tun war.

Glücklicherweise wuchs die Aufgeschlossenheit von Generation zu Generation, und heute gehört die Sexualerziehung zum Schulunterricht und beginnt schon in einem frühen Alter, manchmal bereits in der Grundschule. Doch obwohl sie um die geschlechtliche Entwicklung wissen, die sich zwischen der Kindheit und dem Erwachsenenalter vollzieht, reagieren besonders Mädchen häufig peinlich berührt, wenn bei ihnen die Pubertät einsetzt – wenn ihre Brüste sich zu entwickeln beginnen und im Intimbereich Schamhaare zu sprießen anfangen. Manche pubertierenden Mädchen unternehmen große Anstrengungen, ihren Körper zu verstecken, beispielsweise indem sie sehr enge Unterhemden tragen, damit ihre knospenden Brüste nicht zu sehen sind. Für andere ist dies eine Zeit der Freude, sie sind stolz auf ihre neue, fraulich Figur und freuen sich auf das Erwachsenwerden. Doch auch hier geht es in erster Linie darum, «normal» zu sein – um das Bedürfnis, von den Gleichaltrigen akzeptiert und nicht geschnitten zu werden. Ein gut entwickeltes Mädchen wird mit ihrer neuen Körperfülle möglicherweise sehr zufrieden sein, wenn ihre Freundin ebenso stark entwickelt ist. Im anderen Fall fühlt sie sich vielleicht sehr unbehaglich und schämt sich. Es kann sogar sein, daß sie verspottet wird, wenn sie die einzige in ihrer Altersgruppe ist, die einen Büstenhalter trägt oder ihre Periode schon hat. Gleicherweise kann sich ein Mädchen «anomal» fühlen, wenn sie als einzige körperlich noch unreif ist. Wir sehen also, daß das Bild, das wir von uns selbst haben, bereits in diesem Alter von der Meinung und den Normen anderer Menschen bestimmt wird.

Die nächste Entwicklungsstufe nach Einsetzen der ersten körperlichen Veränderungen während der Pubertät ist die des emotionalen Wachstums. Oft besteht die erste Hürde, die es zu überwinden gilt, aus dem Unbehagen und der Scham über den eigenen Körper sowie darüber, was andere davon halten mögen. Hier ist *Larch* ein hilfreiches Mittel, weil es das Selbstvertrauen stärkt. Wer sich übermäßig wegen seines Aussehens sorgt oder ständig darüber nachdenkt, sollte andere Mittel zu sich nehmen. *Crab Apple* nützt Menschen, die von irgendeiner Einzelheit, die sie an sich selbst nicht mögen, besessen sind; *Heather* ist für Menschen geeignet, die sich in Selbstglorifizierung verfangen, nicht an andere denken und nur über sich selbst reden können; *Chicory* ist ein Mittel gegen das Verlangen, immer im Mittelpunkt der Aufmerksamkeit zu stehen.

Während dieser Wachstumsperiode führt die Selbstbefangenheit zur Selbsterforschung. Es ist eine Zeit, in der man sich selbst kennenlernt. Das ist ein ganz normaler und natürlicher Vorgang, für den sich niemand schämen oder gar schuldig fühlen muß. Für Mädchen, die es dennoch tun, ist *Crab Apple* angezeigt, weil es dem Gefühl der Scham und des Selbstekels entgegenwirkt, während *Pine* gegen Schuldgefühle hilft, etwa wenn man glaubt, etwas Unrechtes getan zu haben. Die Pubertät ist eine Zeit der Entdeckungen – jetzt lernen wir uns selbst kennen, beginnen zu akzeptieren, wer wir sind, und erkennen unsere sexuelle Identität. Das an sich schon kann in diesen Jahren des Übergangs zu Problemen führen. Vorpubertäre Mädchen und Jungen haben meistens eher gleichgeschlechtliche Freundschaften. Dieses Freundschaftsmuster durchzieht zwar das ganze Leben, doch mit zunehmendem Alter und wachsendem sexuellen Interesse fühlt man sich sehr viel stärker zu Mitgliedern des anderen Geschlechts hingezogen. Bevor dies jedoch geschieht, können die sexuellen Triebe, die während der Pubertät auftreten, auch mit Freunden des gleichen Geschlechts ausgelebt und erkundet werden, also mit jenen, denen wir natürlicherweise nahestehen. Obwohl diese Gefühle nicht richtig verstanden werden, sind Neugier und das Bedürfnis zu experimentieren dennoch vorhanden. Viele junge Menschen, die in der Vorpubertät mit gleichgeschlechtlichen Gefährten aktiv waren, machen sich nun vielleicht Sorgen, daß sie homosexuell sein könnten. Solche Aktivitäten kommen jedoch viel häufiger vor, als man oft glaubt, ja sie sind ein ganz normaler Prozeßbestandteil des Erwachsenwerdens. Tatsächlich entwickeln sich die meisten jungen Leute, die mit einem Freund oder einer Freundin gleichen Geschlechts ihre Sexualität erkundet haben, zu ganz normalen, glücklichen Heterosexuellen.

Der emotionale Aspekt unserer Sexualität setzt also während der Pubertät ein. Nun beginnen wir Jungen und später auch Männer in einem anderen Licht zu sehen, und wieder ist die Neugier mit im Spiel: Wie ist das, zu küssen? (In gewissem Maße ist diese Zeit auch von Furcht und Nervosität geprägt.) Was soll ich zu ihm sagen? Ob er mich mögen wird? Was, wenn ich mich mit meiner Naivität blamiere? Die Medien schärfen im allgemeinen unseren Appetit auf das, was kommt, und so überrascht es nicht, daß viele junge Leute, die noch unter zusätzlichem Gruppendruck ihrer Gleichaltrigen stehen, sexuell aktiv werden, bevor sie es von ihrer Intuition her tun würden. Und je nachdem unter welchen Umständen der erste sexuelle Kontakt stattfindet, kann er als positiv erlebt oder aber tief bereut werden.

Schauen wir uns zunächst einmal einige der häufigsten Probleme an, die in diesem Zusammenhang auftauchen.

Angst

Diese läßt sich in bekannte und unbekannte Ängste und, weiterführend, in stärkere und schwächere Ausdrucksformen derselben unterteilen. Bei vertrauten, alltäglichen Ängsten ist *Mimulus* als Gegenmittel angezeigt – beispielsweise bei Angst vor Schwangerschaft, vor Geschlechtskrankheiten, vor Blut, Schmerz oder Verletzung. Ängste von weniger offensichtlicher Natur, beispielsweise ein allgemeines Gefühl der Furcht, der Sorge, des Bangens und so weiter, lassen sich mit *Aspen* behandeln. Im Falle von Entsetzen und extremer Furcht ist *Rock Rose* zu verabreichen, während bei unkontrollierbaren Ängsten oder einer allzu lebhaften Einbildungskraft, die es zuläßt, daß die Angst sich ungehindert ausbreitet, *Cherry Plum* indiziert ist.

Empfindlichkeit

Larch bei Gefühlen der Unzulässigkeit, bei Versagensangst oder der Furcht, im Stich gelassen zu werden; *Walnut* zum Schutz vor Einmischung anderer – für Menschen, die oft wider besseres Wissen durch die Ideen und den starken Druck oder die Meinung anderer beeinflußt werden; *Cerato* für jene, die der Bestätigung bedürfen, weil sie sich ihres eigenen Urteils und ihrer Logik unsicher sind, die andere um Rat angehen und

Schwierigkeiten haben, ihrer eigenen Intuition zu folgen; *Centaury* für Menschen, die sich leicht dominieren oder bedrängen lassen, weil sie willensschwach sind und es als müheloser empfinden, dem Wunsch anderer zu entsprechen, als für sich selbst einzustehen und «nein» zu sagen; *Agrimony* für jene, die vorgeben, sich zu amüsieren, und fröhlich mit der Masse mitlaufen, obwohl sie dabei nichts als Abscheu empfinden; *Star of Bethlehem* bei Schockzuständen.

Selbstvorwürfe
Pine bei Schuldgefühlen, wenn man glaubt, einen Fehler begangen zu haben, obwohl das nicht den Tatsachen entspricht; *Crab Apple* bei Ekel vor sich selbst oder dem Gefühl, körperlich mißhandelt worden zu sein; *Centaury* bei Enttäuschung über die eigene Schwäche und Nachgiebigkeit gegenüber der Dominanz anderer.

Besorgtheit
White Chestnut wirkt gegen geistige Zerrissenheit, wenn einem beharrlich immer wieder dieselben Gedanken zusetzen und Schlafstörungen verursachen. Das Gefühl der Besorgtheit kann sich auch mit einem anderen verbinden, wenn es beispielsweise auf Angst oder Schuldgefühlen beruht. Das jeweils geeignete Mittel, *Mimulus* oder *Pine*, kann dann ergänzend verabreicht werden. Für Menschen, die innerlich leiden und es als schwierig empfinden, sich Eltern, Geschwistern oder anderen Menschen anzuvertrauen, ist *Agrimony* das geeignete Mittel gegen den Gefühlsaufruhr, doch sollte stets die gesamte Persönlichkeit berücksichtigt werden, damit die Stimmung und ihre Ursachen in den richtigen Kontext gestellt werden können. Eltern, die sich um das Wohlergehen ihrer Kinder sorgen und um sie bangen, wird *Red Chestnut* helfen, ihre Erregung zu lindern.

Nachdem wir einige Traumata der Pubertät behandelt haben, wollen wir unsere Aufmerksamkeit nun auf die des Erwachsenseins richten. Partnerbeziehungen nehmen im Leben der meisten Menschen eine zentrale Stellung ein, und in jeder Partnerbeziehung ist früher oder später mit einem ganzen Gefühlsspektrum zu rechnen, von der Ekstase bis zur völligen Niedergeschlagenheit. Andere, aber nicht minder intensive Emotionen können das Resultat zerstörter Träume von einer gewünschten Partnerschaft sein oder der verzweifelten Sehnsucht nach jemandem, mit dem sich eine liebevolle Beziehung entwickeln könnte. Gleich welche Emotionen auch entstehen und aus welchen Gründen auch immer, mit Sicherheit läßt sich sagen, daß Männer, Liebe, Sexualität und Partnerbeziehungen eine herausragende Rolle im Leben einer Frau spielen und daher auch einen wichtigen Einfluß auf ihre Sexualität und Identität haben.

Wir werden im sechsten Kapitel einige mit der Sexualität in Zusammenhang stehende Probleme erörtern, doch scheint es hier angebracht, auf eine Reihe anerzogener Grundeinstellungen einzugehen, die eine enorme Auswirkung auf das Leben einer erwachsenen Frau haben können. Gesellschaftliche Faktoren, ganz besonders aber elterliche Einflüsse können ihre Einstellung zum Leben ganz allgemein und zu ihrer Sexualität im besonderen ganz entscheidend prägen. Obwohl in der heutigen Gesellschaft eine aufgeschlossenere Grundstimmung und größere Informationsfreiheit herrschen, lassen sich alte Gewohnheiten nur schwer ausrotten. So kann sich beispielsweise die Prüderie von Eltern auf ihre Kinder übertragen, was zur Folge hat, daß diese später eine ähnliche Grundhaltung entwickeln; Moralauffassungen lassen sich auf diese Weise von einer Generation auf die nächste vererben. *Rock Water* ist ein nützliches Mittel zur Milderung solch starrer Denkstrukturen, da derartige Vorstellungen häufig von Menschen gehegt werden, die strenge Zuchtmeister ihrer selbst sind und deshalb auch anderen Menschen eine ähnliche Normerfüllung abverlangen. *Vine* ist hilfreich gegen eine den Konformismus fordernde Dominanz. Wenn Kinder derart streng erzogen werden, sind die Werte und die moralischen Urteile, mit denen sie später dem Leben begegnen, häufig von jenen ihrer Eltern gefärbt, und oft verhindert Furcht jegliches Abweichen. Auch religiöse Anschauungen können ein strenges Beharren auf einer bestimmten Lebensführung bewirken, und auch hier können Furcht und Unselbständigkeit einen Teil des Problems ausmachen. Damit soll nicht behauptet werden, daß religiöse Prinzipien grundsätzlich falsch sind, sondern nur, daß sie manchmal das Potential besitzen, die Herrschaft an sich zu reißen anstatt als Lebensrichtlinien zu fungieren. Auch hier ist *Rock Water* dienlich, um die Härte einer solchen Handhabung zu mildern. Stellt die Angst ein Problem dar, ist *Mimulus* angezeigt, *Centaury* dagegen, wenn sich die betreffende Person allzu leicht dominieren läßt und es ihr schwerfällt, ihr eigenes Leben zu führen. Für Frauen, die sich unsicher sind oder nicht genau wissen, was sie tun oder glauben sollen, ist *Scleranthus* das geeignete Mittel. Manchmal steht das Schuldgefühl dem Fortschritt im Weg – beispielsweise, wenn man sich schuldig fühlt, weil man auch andere Möglichkeiten in Erwägung gezogen hat oder die Erwartungen von Eltern oder Kirche nicht erfüllt. *Pine* ist das Mittel zur Entlastung bei Selbstvorwürfen. *Walnut* ist in jeder Übergangsphase dienlich, da es Verbindungen aufbricht und einen Schutz vor dem Einfluß anderer aufbauen hilft, die den Fortschritt auf dem vorbestimmten eigenen Lebensweg behindern könnten.

> «Eltern sollten sich ganz besonders vor dem Verlangen hüten, die junge Persönlichkeit nach ihren eigenen Ideen oder Wünschen zu formen, und sie sollten sich der unzulässigen Einflußnahme enthalten und keinen Gefallen als Gegenleistung für die Erfüllung ihrer natürlichen Pflicht und ihres göttlichen Privilegs verlangen, einer Seele zum Kontakt mit der Welt zu verhelfen. Jedes Verlangen nach Kontrolle, jeder Wunsch, das junge Leben aus persönlichen Motiven zu formen; auch das geringste Verlangen nach Dominanz sollte bereits in Keim erstickt werden... Das sollte die Einstellung von Eltern zu ihrem

Kind sein: ihm so viel Fürsorge, Liebe und Schutz zu geben, wie erforderlich und hilfreich sind, ohne dabei auch nur für einen Augenblick in die natürliche Entwicklung der Persönlichkeit einzugreifen, denn diese muß von der Seele bestimmt werden.»

Edward Bach: *Heal Thyself*, 1931

Kapitel 2

Die Menstruation und der Fortpflanzungszyklus

In diesem Kapitel werden wir uns mit den normalen Funktionen des weiblichen Körpers befassen, vor allem mit dem Fortpflanzungssystem, da dieses – ebenso wie die dazugehörigen Funktionen – für den größten Teil unserer Schwierigkeiten verantwortlich ist!

Wenn wir verstehen wollen, *woher* diese Schwierigkeiten kommen, müssen wir uns zunächst einige Grundkenntnisse in Anatomie aneignen. Das weibliche Fortpflanzungssystem konzentriert sich vor allem in den Unterleibsorganen, im Uterus (der Gebärmutter) und in den Eierstöcken. Damit diese Organe jedoch normal funktionieren können, bedarf es des Inputs aus anderen Körperregionen, vor allem aus der Hirnanhangdrüse (Hypophyse), die den Eierstöcken die richtigen Signale gibt, um reife Eier zu produzieren und freizusetzen. Die Eierstöcke senden wiederum ihre eigenen Signale aus, auf die andere Teile des Fortpflanzungssystems reagieren: die Gebärmutterschleimhaut, der Muttermund und die Brüste. Alle Veränderungen des Monatszyklus dienen der Vorbereitung auf die Schwangerschaft. Tritt keine Schwangerschaft ein, beginnt der Zyklus wieder von vorn.

Das reibungslose Funktionieren des gesamten Fortpflanzungssystems hängt einzig und allein davon ab, daß die richtigen Signale übermittelt, empfangen und befolgt werden. Stellen wir uns das Ganze wie eine Radioübertragung vor, bei der das Tonnetzwerk vom Sender und der Übertragung der richtigen Signale abhängt. Jeder Defekt, der diese Signale stört, beeinträchtigt das ganze System. Der «Radiosender» unseres Fortpflanzungssystems ist die Hirnregion, die als Hypothalamus bezeichnet wird. Die «Signalsteuerung» wird von der Hirnanhangdrüse ausgeführt, die wiederum auf die vom Hypothalamus empfangenen Signale reagiert. Die «Klangwellen» sind die Hormone, die die Nachricht an den «Empfänger» – den Eierstock – übermitteln.

An diesem Vorgang sind verschiedene Hormone beteiligt, von denen vier besonders ins Gewicht fallen: das Follikel stimulierende Hormon (FSH), das von der Hirnanhangdrüse ausgeschüttet und an den Eierstock weitergeleitet wird, damit der Primärfollikel reift und sich auf die Ovulation vorbereitet; Östrogen, das vom Follikel produziert wird und eine Verdichtung der Schleimhaut des Gebärmutterkörpers (Endometrium) bewirkt; das Luteinisierende Hormon (LH), das als Reaktion auf den Östrogenanstieg von der Hirnanhangdrüse ausgeschüttet wird und innerhalb von 24 bis 36 Stunden nach seiner Freisetzung den Eisprung (Ovulation) auslöst. Dieses Hormon bewirkt auch, daß der nunmehr seines Eies entledigte Follikel sich mit einer gelben Substanz füllt, die als Corpus luteum bezeichnet wird. Der Corpus luteum produziert Progesteron, das die Blutzufuhr in die Gebärmutterschleimhaut erhöht, damit sich ein befruchtetes Ei darin einnisten kann. Das tut der Corpus luteum vierzehn Tage lang. Tritt in dieser Zeit keine Schwangerschaft ein, zersetzt er sich, der Progesteron- und Östrogenspiegel fällt und die Schleimhaut des Gebärmutterkörpers wird wieder abgestoßen.

Dieser Zyklus wiederholt sich jeden Monat und dauert vom Anfang bis zum Ende ungefähr 28 Tage. Er beginnt in der Pubertät im Alter von ungefähr zwölf Jahren und setzt sich Monat für Monat bis zur Menopause oder zum Klimakterium im Alter von ungefähr fünfzig Jahren fort. Dies sind die empfängnisbereiten Jahre der Frau, und während jedes Zyklus kann ein neues Leben entstehen. Die Eierstöcke einer Frau enthalten Tausende von Eizellen, die zwar schon von Geburt an vorhanden sind, von denen aber mit jedem Zyklus nur einige heranreifen, bis eine davon reif genug ist, um den Eierstock zu verlassen und zu versuchen, ein Mensch zu werden. Meistens ist

Die weiblichen Fortpflanzungsorgane

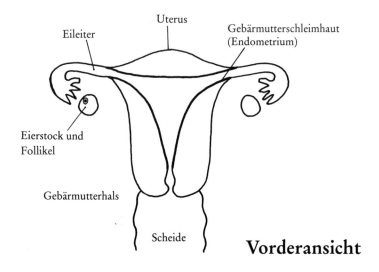

Vorderansicht

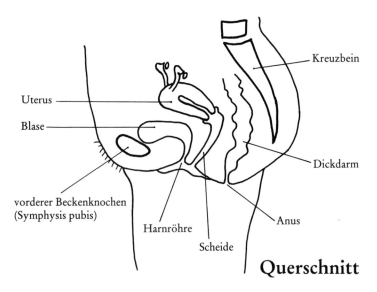

Querschnitt

Menstruationszyklus und Entwicklung des reifenden Ovarfollikels

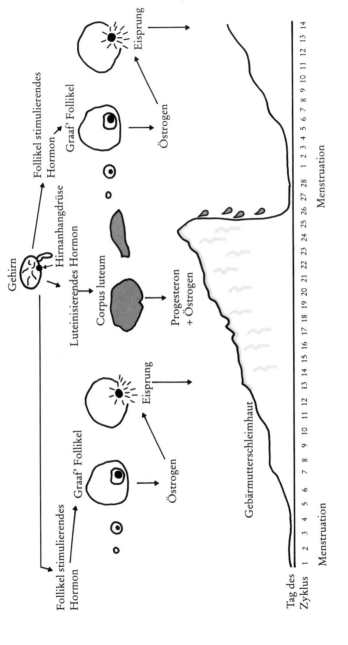

dieser Versuch vergeblich, weil er im Zuge von vier- bis fünfhundert Monatszyklen innerhalb von etwa vierzig fruchtbaren Jahren dank der modernen Empfängnisverhütungsmethoden im Durchschnitt nur zwei bis dreimal zum Erfolg führt. Natürlich müssen noch viele andere Faktoren dabei zusammenkommen, auf die wir im nächsten Kapitel bei unserer Betrachtung der menschlichen Fruchtbarkeit und Unfruchtbarkeit ausführlich eingehen werden.

Bis dahin wollen wir unsere Aufmerksamkeit auf den normalen Menstruationszyklus mit all seinen Störungen richten und uns damit befassen, weshalb er manche Frauen *ständig*, andere nur zeitweise und einige wenige (wiewohl ich persönlich eine solche Frau erst noch kennenlernen muß) überhaupt nicht mit unangenehmen Symptomen quält.

Prämenstruelle Störungen

Während der Zeit nach dem Eisprung und vor Einsetzen der Menstruation erreicht der Hormonpegel seinen Höhepunkt, und diese hormonelle Aktivität kann unseren ganzen Körper durcheinanderbringen. Zu solchen Zeiten sind Frauen im allgemeinen empfindlicher oder «emotionaler», und viele leiden unter negativen Gefühlen, die häufig auch von körperlichen Symptomen begleitet werden. Diese Kombination bezeichnet man als «prämenstruelles Syndrom».

Im allgemeinen gehören zu den prämenstruellen Symptomen Depression, Reizbarkeit, Intoleranz und Lethargie. Alles scheint uns auf die Nerven zu gehen, und wir reagieren gereizt und ungeduldig auf unsere Umgebung. Oft sind es gerade jene Menschen, die uns besonders am Herzen liegen – Ehemann, Partner, Kinder, Eltern oder enge Freunde –, die die volle Wucht unserer schlechten Stimmungen abbekommen, so daß es sein kann, daß auch sie Bachblütenessenzen brauchen! Häufig handeln wir völlig irrational und sind nicht in der Lage, genau zu erklären, *weshalb* wir uns jetzt so fühlen. Eine Welle von Emotionen scheint uns völlig unverhofft zu überfluten und unseren Widerstand zu brechen. Wir können nichts dagegen tun, außer zu warten, bis sie wieder abebbt. Das Problem besteht jedoch darin, daß zwei Wochen unter einem solchen Druck furchtbar lang sein können und ohne Zweifel für alle Beteiligten schwer zu ertragen sind.

Zwar läßt sich das Schlimmste durch einen verständnisvollen Partner lindern, aber allzu oft kommt es auch zu wütenden Szenen, wenn keinem von Ihnen beiden klar ist, warum Sie sich so benehmen. Das kann auf die Dauer katastrophale Auswirkungen auf jede Beziehung haben. Es ist auch möglich, daß gerade ein sehr verständnisvoller Partner noch mehr Reizbarkeit provoziert, weil er keine Reaktion auf Ihren Ausbruch zeigt, es also nicht zur *Zündung* kommt, so daß der Vulkan frustriert zu köcheln beginnt... Und dann, wenn alles vorbei ist, wenn der Menstruationsfluß die Verspanntheit löst, folgen nicht selten Schuldgefühle und Selbstvorwürfe angesichts dessen, was geschehen ist.

Wenn dieser plötzliche Gefühlsansturm uns völlig überwältigt und beunruhigt, können die Bachblütenessenzen sehr hilfreich sein. Sie sind sanft und subtil, aber hochwirksam, und es ist ihre Aufgabe, uns im Umgang mit diesen Gefühlen zu unterstützen, damit wir verhindern können, daß unser Leben von der Macht schlechter Stimmungen beherrscht wird. Wie bereits erwähnt, werden die Bachblütenessenzen sehr individuell ausgesucht. Es ist unmöglich, eine «Prämenstruationsmischung» herzustellen, die für alle Frauen geeignet ist. So verschieden wie wir sind, sind auch unsere persönlichen Kombinationen. Dennoch gibt es Symptome, die bei den allermeisten Frauen zu beobachten sind. Daher dürften sich die hier aufgelisteten Essenzen im allgemeinen als hilfreich erweisen.

In Zeiten der Umstellung
Walnut
Diese Essenz dient der Anpassung an Umstellungen. Sie ist hilfreich in allen Übergangszeiten. Auch während des Menstruationszyklus finden Veränderungen im Körper als Vorbereitung auf die Fortpflanzung statt. *Walnut* hilft, die durch diese Veränderungen entstandenen Klüfte und Unebenheiten zu überbrücken und sorgt für Stabilität.

Bei Depression
Mustard
Diese Bachblütenessenz hilft bei jener Art von Depression ohne erkennbaren Grund. Dieser Zustand überschattet die betroffene Person wie eine dunkle Wolke, und solange er vorhält, ist das Leben freudlos. Man hat das Gefühl, innerlich schwer wie Blei zu sein, und jeder Tag wird zur Qual; man wickelt zwar alle erforderlichen Handlungen ab, tut dies aber nur schweren Herzens. Das ist eine typische Depression, wie sie einige Frauen vor der Menstruation erleben, und in solchen Fällen kann *Mustard* eine wunderbare Befreiung bewirken, die dunkle Wolke vertreiben und die Sonne wieder scheinen lassen.

Bei Reizbarkeit
Impatiens
Diese Essenz wirkt, wie ihr Name schon andeutet, bei Ungeduld, Reizbarkeit und aufbrausendem Temperament. Es gibt Menschen vom Typ Impatiens, die mit natürlicher Ungeduld auf Langsamkeit reagieren und lieber ihrem eigenen Arbeitstempo folgen als sich von der Langsamkeit anderer behindern zu lassen. Wenn Sie zu diesem Typ gehören sollten, kann es vorkommen, daß dieser Charakterzug in der vormenstruellen Phase Ihres Zyklus besonders deutlich zum Ausdruck kommt. Allgemein kann man jedoch sagen, daß die meisten Frauen während dieser Zeit zu Reizbarkeit neigen, so daß die Essenz uns allen helfen kann.

Bei Intoleranz
Beech

Dieses Mittel hat eine gewisse Ähnlichkeit mit *Impatiens*, wirkt aber vornehmlich bei Intoleranz gegenüber Menschen, ihren Fehlern und Schwächen. Dem Beech-Typ fällt es schwer zu verstehen, was ihm als die Dummheit anderer Menschen erscheint. Ebenso fällt es ihm schwer, sich in andere hineinzuversetzen, und er hat nichts für «Narren» übrig. Dieser Gemütszustand ist, genau wie der Impatiens-Zustand in der vormenstruellen Phase sehr häufig, wo uns alles und jeder auf die Nerven geht und wir mit Vorliebe an den Menschen in unserer Umgebung herumkritisieren. *Beech* hilft uns dabei, unserer Familie, unseren Freunden und allen anderen Menschen mit größerer Offenheit und mehr Verständnis zu begegnen.

Bei Irrationalität
Cherry Plum

Diese Essenz wirkt gegen das Gefühl, die Kontrolle zu verlieren. Es ist ein Mittel für Menschen, die befürchten, daß ihr Verstand versagt oder daß sie sich selbst oder anderen etwas Furchtbares antun könnten. Sie ist auch hilfreich in Zeiten tatsächlichen Kontrollverlusts, der Hysterie, bei plötzlichem Drang, laut loszuschreien, oder wenn wir (häufig aus völlig trivialem Anlaß) in einen Zustand unbeherrschbaren Zorns geraten. *Cherry Plum* ist ein wundervolles Mittel, um diese Gemütsschwankungen wieder zu stabilisieren – ein Mittel zur Zähmung des Wirbelsturms!

Bei Rachegefühlen
Holly

Dieses Mittel wird bei Gefühlen des Hasses, der Eifersucht, des Neids, des Argwohns sowie bei Rachegelüsten verabreicht und kann daher dienlich sein, wenn Sie sich in einem Zustand bösartiger Vergeltungswünsche und haßerfüllter Gedanken gegen andere befinden sollten. *Holly* hilft, diese Wut zu beheben und Liebe und Mitgefühl an ihre Stelle treten zu lassen.

Bei Groll
Willow
Dieses Mittel hilft gegen traurige Empfindungen, die sich gegen Sie selbst gerichtet haben – Selbstmitleid, grollerfüllte Selbstbetrachtung und so weiter. Es wird in Zeiten verwendet, in denen Sie beispielsweise mit dem Abwasch sitzengelassen werden und dann mit der Tatsache hadern, daß es immer *ausgerechnet Sie* trifft; wenn Sie es Ihrem Mann verübeln, daß er Ihnen keine Hilfe angeboten hat; wenn Sie den Rest des Abends mit vor der Brust verschränkten Armen dasitzen und kein Wort mehr mit ihm reden, um so etwas wie Mitgefühl zu provozieren... Wenn wir ehrlich sind, müssen wir zugeben, daß wir uns gelegentlich alle schon einmal so benommen haben, und vor der Menstruation kommt so etwas besonders häufig vor. *Willow* sorgt dafür, daß wir uns in diesem Zustand mit einer positiven Einstellung dem Außen zuwenden, anstatt in negativer Grübelei über unser Unglück zu versinken.

Lethargie und Verzögerungstaktiken
Hornbeam
Dieses Mittel hilft bei Lethargie und Mattigkeit. Es wirkt dem Wunsch entgegen, nicht «belästigt» zu werden und den Tag lieber im Bett zu verbringen. *Hornbeam* verleiht uns die nötige Kraft, um den Tag, unsere Arbeit und unser Leben zu bewältigen und mit größerem Optimismus und Begeisterung auf das zuzugehen, was vor uns liegt.

Der Reiniger
Crab Apple
Dies ist ein reinigendes Mittel, das andere benötigte Essenzen auf hervorragende Weise ergänzt. Das Gefühl des Aufgedunsenseins, unreine Haut, fettiges Haar und dergleichen mehr kann dazu führen, daß Sie sich häßlich, fett und wenig begehrenswert fühlen und sich vor sich selbst ekeln. Einige Frauen schämen sich, wenn ihre Menses einsetzt, und kommen sich unrein vor, als fände da etwas Widerwärtiges in ihrem Inneren

statt. Sie meinen dann, sie müßten immer und immer wieder duschen, um ihre Unreinheit abzuwaschen. *Crab Apple* ist bei solchen Empfindungen, seien sie nun unterschwellig oder auch extrem ausgeprägt, sehr hilfreich und ermöglicht es uns, unseren Körper um seiner Einzigartigkeit willen zu schätzen. Diese Essenz hilft uns, uns selbst zu mögen, zu lieben und zu respektieren, stolz auf das zu sein, was wir sind, und zu begreifen, daß der Menstruationszyklus kein Fluch ist, kein schmachvolles, schmutziges Ereignis, das uns einmal im Monat heimsucht, sondern vielmehr ein Zeichen unserer Weiblichkeit und Ganzheit.

Kapitel 3

Fruchtbar oder unfruchtbar

Es gibt Zeiten im Leben der meisten Frauen, da sich mit der Monat für Monat regelmäßig wiederkehrenden Menstruation die Frage einschleicht, was das Ganze eigentlich soll. Vor allem Teenager dürften solche Gedanken hegen, weil sie sich in der Lebensphase befinden, in der man nur zu gut weiß, was ein «Fluch» ist! Besonders in dieser Zeit, in der sich das gesellschaftliche Leben zu entwickeln beginnt und das Äußere ungeheuer wichtig wird, kann das Einsetzen der Periode sehr belastend sein – nicht nur weil sie Schmerz und Unbehagen mit sich bringt, sondern auch weil sie den Fettgehalt der Haut erhöht und dadurch Flecken und Pickel verursacht. Es gibt nichts Frustrierenderes als wenn man sich gerade auf einen besonders schönen Abend freut und ausgerechnet in diesem Moment feststellt, daß die Periode eingesetzt hat. Zwar lernen wir mit zunehmendem Alter, damit zu leben, doch für ein junges Mädchen kann es katastrophal sein, vor allem wenn jener ganz besondere Abend, an dem sie mit einem neuen Freund ausgehen möchte, davon abhängt! Es gibt wohl kaum ein Mädchen im Teenageralter, das nicht mit Freuden jede Möglichkeit begrüßen würde, die Periode abzuschaffen oder zu vertagen, bis sie wirklich gebraucht wird.

Spätestens mit der ersten engeren Beziehung zu einem Jungen stellt sich jedem Mädchen in diesem Alter auch die Frage nach der Sexualität, und die verlangt nach einer Antwort. Die meisten jungen Frauen sind sicherlich aufgeklärt und verständnisvoll genug, um sich dieser Frage auf verantwortungsbewußte und praktisch orientierte Weise zu stellen; doch die Furcht und die Sorge vor einer möglichen Schwangerschaft oder einer durch Geschlechtsverkehr übertragenen Krankheit ist äußerst real und bedarf der umsichtigen Betrachtung. In den ersten Jahren neigt die junge Frau dazu, vor allem die Schwangerschaft um jeden Preis vermeiden zu wollen. Doch selbst bei allerbesten Absichten ist das immer noch sehr viel leichter gesagt als getan. Ich erinnere mich, wie ich selbst noch mit Mitte Zwanzig und in einer sicheren Partnerbeziehung den Gedanken hegte, daß mir eine Sterilisation gewiß nichts ausmachen würde – Hauptsache, ich könnte damt die ständige Angst vor einer Schwangerschaft und die lästige Handhabung von Empfängnisverhütungsmitteln loswerden. Zehn Jahre danach wurde mir klar, wie naiv und kurzsichtig ein solches Denken war, weil die Fähigkeit, ein Kind auszutragen und zu gebären, sicherlich das kostbarste Geschenk darstellt, welches das Leben zu bieten hat.

In diesen frühen Jahren kann man nicht wissen, wie man später empfinden wird und was das Leben noch für einen bereithalten mag. Wir können nicht im voraus wissen, welche Erfahrungen, Wünsche, Enttäuschungen, Sehnsüchte oder Freuden noch vor uns liegen, und lediglich eine Aussage darüber machen, wie wir uns jetzt, in diesem Augenblick fühlen; und meist handeln wir entsprechend, ohne uns Gedanken darüber zu machen, welche Konsequenzen unser Tun später haben könnte.

Fruchtbarkeit

Weil ihnen schon als Heranwachsende die Gefahren sexueller Beziehungen eingeschärft wurde, wachsen viele Frauen mit der Vorstellung auf, daß sie im Falle eines Geschlechtsverkehrs unweigerlich schwanger werden. Aber obwohl es Fälle gibt, in denen bereits ein einmaliger Geschlechtsverkehr aufgrund eines «Unfalls» zu einer Schwangerschaft führte, gibt es im Laufe eines Menstruationszyklus nur wenige Tage, in denen die Empfängnis möglich ist. Ein Ei kann nur etwa 24 Stunden überleben, und wenngleich die Samen bis zu fünf Tagen zu überleben vermögen, müssen auch sie zur richtigen Zeit an der richtigen Stelle sein, damit eine Befruchtung stattfinden kann. Sie müssen im äußeren Abschnitt des Eileiters auf das Ei treffen, was wiederum bedeutet, daß der Verkehr entweder innerhalb von zwölf Stunden nach dem Eisprung stattfinden oder in den vorhergegangenen Tagen erfolgt sein muß, damit die Spermien an der richtigen Stelle und bereit für das freizusetzende Ei sind. Leider läßt sich der Eisprung nicht genau genug vorhersagen, weil er zwar in der Mitte des Zyklus stattfindet, aber 14 Tage *vor* Beginn der Menstruation und nicht etwa 14 Tage danach. Wenn Sie einen Zyklus von 28 Tagen haben, liegt der Eisprung also 14 Tage vor der nächsten Menstruation *und* 14 Tage nach der letzten; dauert Ihr Zyklus aber 31 Tage, findet der Eisprung 17 Tage nach Beginn Ihrer letzten Periode statt und wieder 14 Tage vor der nächsten. Sicherheit ist also nur herzustellen, wenn die ganze Zeit über empfängnisverhütende Maßnahmen getroffen werden. Obwohl es nicht möglich ist, *genau* vorherzusagen, wann der Eisprung stattfindet, weil die Länge unseres Zyklus nicht zuverlässig ist, egal wie regelmäßig sie *normalerweise* sein mag (beispielsweise können Streß und Krankheit das empfindliche Gleichgewicht der Hormone durcheinanderbringen und dadurch den Eisprung verzögern), gibt es doch Mittel und Wege, um festzustellen, wann er stattfinden wird, oder auch, wann er stattgefunden hat. Mit zunehmender Reifung des Eies produzieren die Zellen des sich entwickelnden Follikels Östrogen, das wiederum die Gebärmutterschleimhaut aufbaut. Östrogen bewirkt auch, daß der Gebärmutterhals weicher wird oder «reift» und einen «glitschigen» Schleim produziert. Diesen bezeichnet man als «fruchtbaren Schleim», weil er nur während der fruchtbaren Zyklusphase auftritt. Wenn Sie den Schleim untersuchen, werden Sie feststellen, daß er zu Beginn und am Ende des Zyklus undurchsichtig und leicht klebrig ist. Gegen Mitte des Zyklus wird er wäßriger und fühlt sich «nasser» an. Schließlich, kurz vor Einsetzen des Eisprungs, produziert der Gebärmutterhals den fruchtbarsten Schleim, der die Konsistenz von Eiweiß hat und sich zu einem langen Faden streckt, wenn Sie ihn zwischen zwei Fingern halten und diese langsam voneinander lösen. Nach dem Eisprung nimmt der Schleim seine übliche, klebrige Trockenheit wieder an. Der Follikel produziert Progesteron, das Hormon, das das Ei ernährt und die Schleimhaut darauf vorbereitet, es nach der Befruchtung aufzunehmen. Progesteron bewirkt zudem einen Anstieg der Körpergrundtemperatur und bietet so die Möglichkeit der Bestimmung des Eisprungs. Wenn Sie die Temperatur jeden Morgen vor dem Aufstehen und vor der Aufnahme von fester oder flüssiger Nahrung messen, werden Sie feststellen, daß sie nach der Zyklusmitte deutlich steigt und auf diesem höheren Niveau verharrt, bis die nächste Periode einsetzt. Danach sinkt sie wieder auf den niedrigeren Pegel vor dem Eisprung ab. Obwohl die Temperaturmessung eine ziemlich genaue Diagnose des Eisprungs ermöglicht (ein Temperaturanstieg ist auch ohne Eisprung möglich), ist sie leider nur im nachhinein von Nutzen.

Es gibt jedoch einen einfachen, in Apotheken erhältlichen Test, mit dem der bevorstehende Eisprung vorausgesagt werden kann. Er mißt den Pegel des Luteinisierenden Hormons im Urin. Dieses Hormon erreicht unmittelbar vor dem Eisprung seinen Spitzenwert, der Test reagiert positiv auf diesen LH-Anstieg. Ein positives Ergebnis bedeutet, daß der Eisprung im Laufe der nächsten 24 bis 36 Stunden stattfinden wird. Der Test ist also ein nützliches Mittel, um den Geschlechtsverkehr mit dem Eisprung zu synchronisieren, wenn eine Schwangerschaft gewünscht wird, doch ist er nicht zuverlässig genug (und ist auch nicht gedacht), um damit Empfängnisverhütung zu betreiben.

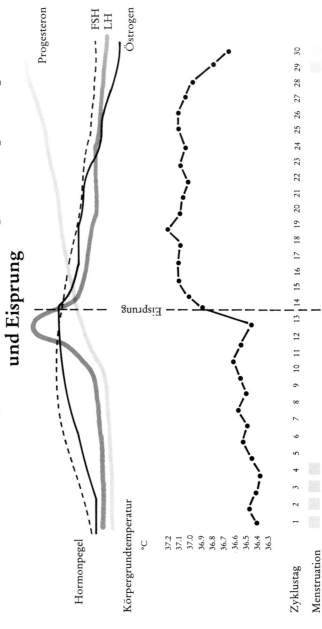

Unfruchtbarkeit

Bevor wir uns mit den Freuden (und Ängsten) der Schwangerschaft befassen, wollen wir die Gefühle und Emotionen betrachten, die mit dem Wunsch und dem Versuch, ein Kind zu bekommen, zusammenhängen. Es kann zu äußerst schwierigen emotionalen Traumata führen, wenn eine sehnlichst herbeigewünschte Schwangerschaft einfach nicht zustande kommen will. Da wir die meiste Zeit unseres Lebens Empfängnisverhütung betreiben, in dem festen Glauben, daß eine Schwangerschaft unweigerlich zustandekommt, wenn wir uns auch nur ein einziges Mal in ungeschütztem Verkehr ergehen, kann es äußerst verwirrend sein, wenn wir dann tatsächlich ein Baby haben wollen und nichts geschieht. Nachdem wir alle empfängnisverhütenden Maßnahmen eingestellt haben, erwarten wir geradezu, sofort schwanger zu werden. Wenn dann aber ein Monat nach dem anderen mit der allzu vertrauten Blutung verstreicht, beginnen wir uns zu fragen, ob möglicherweise irgend etwas nicht stimmt, und jede Periode wird zu einem bang erwarteten Ereignis. Kommt sie verspätet, reagieren wir aufgeregt und unser Herz pocht voller Hoffnung; setzt sie dann aber doch ein, ist die Enttäuschung gewaltig. Dann brechen alle Hoffnungen jäh in der Erkenntnis zusammen, daß es wieder einmal nicht zu einer Schwangerschaft gekommen ist, und die Angst und der bange Argwohn, daß tatsächlich etwas nicht in Ordnung sein könnte, stellen sich erneut ein.

Angst jedoch kann die Fruchtbarkeit von Männern wie Frauen beeinträchtigen, und ausgerechnet die Befürchtung, unfruchtbar zu sein, führt ironischerweise nicht selten zu tatsächlicher Unfruchtbarkeit. Das ist ein Teufelskreis, der sich nur sehr schwer durchbrechen läßt. Offensichtlich könnte ein Mittel, das die Furcht, die Depression und den Streß lindert, helfen, diesen Teufelskreis zu beenden; möglicherweise bedarf es auch gar nicht mehr, damit Geist und Körper sich hinreichend entspannen, um die Empfängnis zuzulassen. Die Bachblütenessenzen sind in der Lage, die negativen Gefühle sanft aufzuheben, den Frieden wiederherzustellen und für eine Gemütsberuhigung zu sorgen. Die Mittel selbst müssen zwar auf individueller Grundlage ausgesucht werden, die folgende Liste deckt aber die mit hoher Wahrscheinlichkeit angezeigten Gemütszustände einigermaßen vollständig ab.

Aspen: gegen Furcht und Bangigkeit. Diese Essenz hilft gegen das vage, unbehagliche Gefühl, daß «irgend etwas» passieren wird. Sie ist angezeigt, wenn man sich vor etwas fürchtet, ohne den genauen Grund zu kennen, und obwohl in diesem Fall der Grund für die Furcht nur zu gut bekannt ist, geht sie doch oft mit ungewisser Erwartung und ängstlicher Erregtheit einher. Diese gemischten Gefühle lassen sich mit *Aspen* behandeln.

Impatiens: ebenfalls gegen die Erwartungshaltung, diesmal allerdings gegen ungeduldiges Warten («*Wann* geschieht es denn endlich?»), gegen die Unfähigkeit zu warten und die Frustration darüber, daß man warten *muß*; gegen Ungeduld und Verärgerung beim Einsetzen der Periode, die möglicherweise auch unsere Umgebung stark in Mitleidenschaft ziehen, weil wir unsere Frustration üblicherweise an den Menschen auslassen, die uns am liebsten sind. Die Essenz *Impatiens* fördert Geduld, Entspanntheit und die Fähigkeit, die Dinge gelassen so nehmen zu können, wie sie kommen.

White Chestnut: bei sorgenvollen Gedanken, die sich im Gemüt festsetzen und weder Ruhe noch Frieden mehr zulassen – ein unentwegtes Bombardement von Plänen, Debatten und Sorgen, die ständig im Hinterkopf präsent bleiben, immer bereit, das Denken völlig auszufüllen, sobald der Geist gerade mal nicht aktiv beschäftigt ist.

Gentian: Dieses Mittel wirkt bei Enttäuschung, bei Rückschlägen und gegen das Gefühl, zwar zwei Schritte vorwärts, aber dafür auch einen zurück getan zu haben, vielleicht sogar nur einen vorwärts und zwei zurück! Es verleiht Mut und hilft Ihnen, tief durchzuatmen und dem nächsten Monat gelassen und mit neuer Hoffnung entgegenzusehen.

Es gibt noch andere Gründe für Unfruchtbarkeit oder «unterdurchschnittliche Fruchtbarkeit» (ein in den meisten Fällen zutreffenderer Begriff), die normalerweise eines medizinischen Eingriffs bedürfen, um ausgeräumt zu werden. Den meisten Menschen fällt es schwer genug zuzugeben, daß sie es mit einem Problem zu tun haben können. Ist dies aber erst einmal geschehen, und ist klar, daß etwas dagegen unternommen werden kann, empfinden sie auch Erleichterung.

Untersuchungen wegen Unfruchtbarkeit können kompliziert sein und lange dauern, und je länger sie sich hinziehen, desto erdrückender wird die emotionale Last für beide Partner. Dann ist es gut, wenn ein Austausch stattfindet und sich die beiden gegenseitig unterstützen.

Dauer und Komplexität dieser Untersuchungen und der sich daraus ergebenden Behandlung hängt von einer Vielzahl von Faktoren ab. Zunächst einmal muß die Ursache für die Unfruchtbarkeit bestimmt werden, die beim Mann, bei der Frau oder auch bei beiden liegen kann. Dann kann die Behandlung beginnen, doch diese ist oft sehr viel langwieriger und unberechenbarer als alle Untersuchungen.

Beim Mann liegen die Probleme meistens in der niedrigen Samendichte. Wenn dies der Fall sein sollte, kann er einiges dagegen unternehmen, beispielsweise lockere Hosen tragen, den Körper kühl halten, sich regelmäßig sportlich betätigen (allerdings ohne Streß), den Alkoholkonsum reduzieren und ein für alle Mal die letzte Zigarette ausdrücken! Manchmal bedarf es einer medizinischen Behandlung, um die Samendichte auf ein normales Niveau zu bringen, und wenn ein körperliches Problem vorliegt, kann auch Medikamentierung oder ein chirurgischer Eingriff angezeigt sein. Wie schon erwähnt, ist auch Streß eine wichtige Ursache für männliche Unfruchtbarkeit und oft braucht es nicht mehr als eine Linderung des Streß, um die Situation zu verändern. Männer mit verantwortungsvollen oder anstrengenden Berufen leiden sehr häufig unter Streß und Verspannung – ebenso Männer, die lange Anfahrtszeiten zum Arbeitsplatz haben oder beruflich sehr viel unterwegs sind. Genau wie in allen anderen Fällen ist es auch hier von großer Wichtigkeit, das Individuum zu berücksichtigen und die Bachblütenessenzen entsprechend der Persönlichkeit und dem Temperament des Betroffenen auszuwählen. Im folgenden finden Sie einige häufig zu empfehlende Essenzen für Männer, die unter Streß und Belastung durch Überarbeitung oder anstrengende Tätigkeiten leiden.

Vervain: ein Mittel für allzu enthusiastische Menschen. Sie genießen Herausforderungen und übernehmen wie selbstverständlich Verantwortung. Auf Ungerechtigkeit und unfaires Verhalten reagieren sie mit heftiger Empörung, und ihr begeisterungsfähiges Wesen treibt sie oft zu aktivem Protest oder dazu, ihre Meinung kundzutun und ihre Überredungskunst einzusetzen, um in einer Diskussion den Sieg davonzutragen. Solche Menschen neigen dazu, sich zu überarbeiten, werden zu Workaholics und haben es dementsprechend schwer, abzuschalten und sich zu entspannen. Wenn sie kein Ventil für ihre Begeisterung bekommen oder ihre Ideen nicht einbringen können, reagieren sie frustriert und verspannt.

Elm: Dieses Mittel ist für Menschen geeignet, die zwar im allgemeinen fähig und selbstsicher sind und über eine angeborene Kraft verfügen, die meisten Situationen zu meistern, gelegentlich aber feststellen müssen, daß die Verantwortung allzu schwer auf ihnen lastet und daß sie unter dieser Last zusammenbrechen könnten. Das ist auch der Punkt, an dem der Elm-Typ an Selbstvertrauen zu verlieren beginnt und sich fragt, ob er vielleicht doch nicht so gut und so leistungsfähig ist, wie er zu sein glaubte. Die Blütenessenz *Elm* hilft, den Glauben an sich selbst wiederzufinden.

White Chestnut: bei geistiger Zerrissenheit und Aufgewühltheit, gegen Sorgen, die sich auf die Stimmung auswirken, bis sie schließlich das ganze Denken beherrschen. Für einen ohnehin besorgten und bekümmerten Mann kann die Infragestellung seiner Fruchtbarkeit natürlich zu einer zusätzlichen Belastung werden.

Agrimony: Viele Männer verbergen ihre Gefühle; sie setzen eine tapfere Miene auf und geben sich sorglos, so daß es scheint, als würden sie das Leben nehmen, wie es eben kommt. In Wirklichkeit jedoch sorgen sie sich insgeheim, haben Angst, sind wütend oder nervös, tun aber ihr Bestes, um ihre wirklichen Gefühle zu verbergen. Bei Menschen dieses Typs erweist sich *Agrimony* als außerordentlich hilfreich, da es die innere Aufgewühltheit und Qual lindert.

Olive: Dieses Mittel wirkt gegen Mattigkeit und ist für Menschen hilfreich, die einen langen Arbeitstag haben, angestrengt arbeiten und mit dem Gefühl der Erschöpfung nach Hause kommen. Es ist für Männer geeignet, die als Pendler früh das Haus verlassen müssen und erst spät wieder zurückkehren, oder auch für solche, die den ganzen Tag unterwegs sind – beispielsweise Vertreter oder Lastwagenfahrer. Diese Essenz hilft auch jenen Menschen, die sehr viel geistige Arbeit leisten und sich mental ausgelaugt fühlen.

Pine: Dieses Mittel hilft bei Schuldgefühlen und ist daher nützlich für Männer, die sich wegen ihrer Unfähigkeit, ein Kind zu zeugen, selbst Vorwürfe machen.

Während die männlichen Probleme relativ leicht zu kategorisieren sind, kann die weibliche Unfruchtbarkeit sehr viel komplexere Ursachen haben. Dazu zählen unter anderem:

- Probleme beim Eisprung aufgrund von Hormonstörungen, sei es bei der Ausschüttung, beim Empfang der Hormonbotschaften durch die Eierstöcke oder aufgrund einer Erkrankung der Eierstöcke;
- Schwierigkeiten beim Transport des Eis vom Eierstock in die Gebärmutter aufgrund eines geschädigten Eileiters, möglicherweise infolge einer Beckeninfektion oder aufgrund von Komplikationen nach einem chirurgischen Eingriff;
- Störungen der Gebärmutter selbst – beispielsweise durch eine ungenügende Aufnahmefähigkeit der Schleimhaut oder durch ein Hindernis wie Fibrome oder Polypen;

– andere Faktoren wie beispielsweise Drüsenstörungen, die die Organe beeinträchtigen, so etwa die Schilddrüse, die ihrerseits indirekt den Fortpflanzungszyklus beeinträchtigt, oder körperliche Anomalitäten wie fehlende oder mißgebildete Organe.

Es gibt zahlreiche Gründe für weibliche Unfruchtbarkeit, und wenn wir das empfindliche Gleichgewicht und die komplizierte Funktionsweise des weiblichen Fortpflanzungssystems bedenken, überrascht es nicht, daß so vieles schiefgehen kann.

Im allgemeinen wird empfohlen, daß das Paar nach ungefähr einjährigem vergeblichem Bemühen ärztliche Hilfe in Anspruch nehmen sollte. Manche Ärzte ordnen Unfruchtbarkeitsuntersuchungen erst nach zwei Jahren an, andere verschreiben sie bereits nach sechs Monaten. Im allgemeinen hängt es vom Lebensalter ab – je älter die Frau ist, desto schneller wird es zur Untersuchung kommen, weil ihre Fruchtbarkeit bereits um das fünfundzwanzigste Lebensjahr nachzulassen beginnt. Viele Paare ziehen es allerdings vor, zu warten, bis sie dreißig oder darüber sind, bevor sie eine Familie gründen, damit die Frau Gelegenheit hat, sich beruflich zu verwirklichen. Leider bedeutet das aber auch, daß die Zeit nicht mehr für sie arbeitet, wenn sie tatsächlich Probleme beim Schwangerwerden bekommen sollte. Unglücklicherweise läßt sich so etwas nicht vorhersagen.

Nachdem man zu der Einsicht gelangt ist, daß tatsächlich ein Problem vorliegt, und sich um medizinische Hilfe bemüht hat, müssen sich beide Partner einleitenden Tests unterziehen. Dazu gehören eine Samenanalyse mit Spermienzählung beim Mann sowie verschiedene Blutuntersuchungen bei der Frau, um ihren Hormongehalt zu bestimmen und somit festzustellen, wo das Problem liegen könnte. Oft muß sich die Frau auch einer kleinen Operation unterziehen, mit der eine körperliche Anomalität oder Dysfunktion ausgeschlossen werden soll. Diese bezeichnet man als Laparoskopie (Bauchspiegelung). Dabei macht der Chirurg eine winzige Inzision in den Unterleib und führt ein Endoskop ein, mit dessen Hilfe er den Zustand der Eierstöcke, der Gebärmutter und der Eileiter genau überprüfen kann. Sollte dort ein Problem vorliegen, kann er eine entsprechende Behandlung empfehlen oder es möglicherweise sogar sofort beheben. Die Laparoskopie selbst ist eine völlig schmerzfreie Operation, die nur ein wenig Unbehagen bereitet.

Jede Aussicht auf eine Operation flößt jedoch Unbehagen ein, und manche Menschen empfinden sie als beängstigender als andere – vielleicht gestehen sich manche ihre Angst aber auch nur unbekümmerter ein! In beiden Fällen können die Bachblütenessenzen vorher wie nachher zur Beruhigung des Gemüts beitragen. Besonders *Rescue Remedy* ist ein hilfreiches Notmittel, das die Panik und die Furcht vor dem, was kommt, lindert und auch das Trauma der Strapaze selbst beschwichtigt. Indem wir unser ganzes System emotional auf diese Weise unterstützen, wird der Körper in die Lage versetzt, sofort mit der Selbstheilung zu beginnen. Auch *Mimulus* ist in solchen Zeiten hilfreich, da es das Mittel gegen bekannte Ängste ist. Wenn Sie sich also vor dem Bevorstehenden fürchten oder deswegen nervös sind, sei es wegen des möglichen Ergebnisses oder wegen des Schmerzes, dann kann *Mimulus* diese Nervosität lindern helfen. Neben bekannten Ängsten gibt es auch vage und unbekannte – Bangigkeit und unerklärliche Panik beispielsweise. Gegen diese Gefühle hilft die Essenz *Aspen*. Bei sorgenvollen Gedanken, die vielleicht sogar zu Schlaflosigkeit führen, ist *White Chestnut* hilfreich. Sollten Sie aus keinem erkennbaren Grund nach der Operation unter Depressionen leiden, wenn die Operation also beispielsweise gut verlief und keine Anomalitäten offenbarte, Sie sich aber dennoch niedergeschlagen fühlen anstatt erleichtert und von neuer Hoffnung erfüllt zu sein, ist *Mustard* die Essenz, um diese dunkle Wolke zu vertreiben. Findet sich jedoch tatsächlich irgendeine Anomalität und fühlen Sie sich durch diese Nachricht entmutigt, ist also der Grund für die Depression bekannt, hilft *Gentian*, die Stimmung zu heben und Ihnen die Ermutigung zu bescheren, derer

Sie bedürfen, um dem Ganzen mit einer positiveren Einstellung entgegenzusehen.

Wurde das während der Laparoskopie entdeckte Problem behoben oder festgestellt, daß keine körperlichen Anomalitäten vorliegen, besteht der nächste Schritt darin, bei Bedarf die Ereigniskette genauer zu untersuchen, die zu einem erfolgreichen Eisprung führen sollte. Hormonprobleme, die dafür verantwortlich sein könnten, werden meistens durch Blutuntersuchungen festgestellt, inaktive Eierstöcke können auch durch Laparoskopie entdeckt werden. In beiden Fällen beginnt die Behandlung normalerweise mit Clomiphen. Dieses Medikament reduziert den Östrogenpegel und stimuliert dadurch eine träge Hirnanhangdrüse zur Steigerung ihrer Produktion von Follikel stimulierendem Hormon. Clomiphen gilt als sehr erfolgreiches Fruchtbarkeitsmittel, das bei etwa 65 Prozent aller behandelten Frauen zur Schwangerschaft führt, wenngleich es nach der Behandlung noch eine Weile dauern kann. Ein normal fruchtbares Paar kann nicht mit einer sofortigen Befruchtung rechen, im Schnitt erfolgt sie binnen sechs Monaten; seien Sie also nicht allzu enttäuscht, wenn auf die Behandlung nicht sofort eine Schwangerschaft folgen sollte. Führt Clomiphen nach einer angemessenen Periode nicht zum gewünschten Erfolg, gibt man als nächstes Follikel stimulierendes Hormon (FSH) selbst in Form von Injektionen, anstatt sich darauf zu verlassen, daß die Hirnanhangdrüse in Reaktion auf das Clomiphen hinreichend davon ausschüttet. Der zu diesem Zweck verwendete Stoff heißt *Human menopausal gonadotropine* (HMG) und wird, wie sein Name schon sagt, aus dem Urin von Frauen nach der Menopause gewonnen, deren Hirnanhangdrüsen bei dem Versuch, die Eierstockfunktionen zu stimulieren, große Mengen FSH produzieren. Eines der bevorzugten HMG-Mittel ist Pergonal. Die Behandlung mit Pergonal ist oft dort erfolgreich, wo Clomiphen versagt hat, bedarf aber einer sorgfältigen Beobachtung, um das Risiko einer Überstimulierung der Eierstöcke zu verringern. Nach einer Behandlung mit Pergonal nimmt die Wahrscheinlichkeit von

Mehrfachgeburten deutlich zu, da sich dabei häufig mehr als ein Follikel bis zur Reife ausbildet. Zwar gehen die meisten Frauen dieses Risiko gern ein, doch kann eine Überstimulation auch zur Bildung von Zysten führen, weshalb die weitere Entwicklung genau beobachtet werden muß. Normalerweise beginnt die Behandlung mit einer Reihe von Injektionen zu Beginn des Zyklus, gefolgt von einer Ultraschalluntersuchung der Eierstöcke um die Zyklusmitte, mit der der Fortschritt überprüft wird. Sind ein oder mehrere Follikel herangereift, wird eine Injektion Choriongonadotropin verabreicht, ein Schwangerschaftshormon mit demselben Effekt wie das Luteinisierende Hormon, um den Eisprung anzuregen. Ungefähr eine Woche später wird eine kleinere Dosis verabreicht, um das Einnisten des Eies anzuregen. Bei einigen Frauen ist eine Kombination von Clomiphen und Pergonal erforderlich, um eine optimale Follikelentwicklung zu gewährleisten.

Eine solche Behandlung verlangt eine gute Kondition. Sie kann ermüdend, unbequem und entmutigend sein. Andererseits wissen Sie, was dabei geschieht. Sie erfahren, ob das Ei heranreift, wann es reif geworden ist und wann es freigesetzt wird. Dieses Wissen macht Mut, weil es darauf hoffen läßt, daß es nun doch noch zu einer richtigen Schwangerschaft kommt. Außerdem erhalten Sie auf diese Weise zuverlässige Informationen über die fruchtbarste Zeit des Monats und somit auch darüber, wann die beste Gelegenheit für den Verkehr ist. Allerdings gibt es auch einen deutlichen Nachteil: Der Sex kann leicht zu einem bloßen Prozeß des Babymachens werden, anstatt ein zärtlicher und spontaner Ausdruck der Liebe zwischen Mann und Frau zu sein. Je mehr sich die Angelegenheit in die Länge zieht, desto mehr wird es zur Besessenheit, am richtigen Tag Liebe zu machen, ob einem nun danach zumute sein mag oder nicht! Dann ist es wichtig, sich mitzuteilen, und wenn Sie und Ihr Partner sich gegenseitig helfen, wird alles sehr viel leichter.

Leider lassen sich die emotionale Qual, die Verwirrung und die Ungewißheit nur schwer in Worte fassen oder gar in die richtigen Worte, weshalb man häufig überhaupt nicht darüber spricht. Es ist eine schwere Zeit für beide Partner, aber für die Frau kann sie unerträglich werden. Ihre natürlichen Mutterinstinkte und ihr Verlangen, nicht nur ein Baby zu bekommen und ein Kind aufzuziehen, sondern es auch richtig *auszutragen*, die Mutterschaft in ihrer Ganzheit zu erleben, wozu natürlich auch die Schwangerschaft gehört, sind sehr stark ausgeprägt. Deshalb besteht das erste Ziel darin, schwanger zu werden und auch schwanger zu *sein*. Die Mutterschaft selbst gerät dabei ins Hintertreffen und wird beinahe zu so etwas wie einer zusätzlichen Belohnung für das Erreichen des Hauptziels. So wird aus der Frau schnell eine Besessene, die immer mehr Zeit in der Bibliothek oder im Buchladen zubringt und die Regale nach Werken absucht, die *vielleicht* die Antwort auf all ihre Probleme bieten könnten. Traurigerweise verschlimmert sich die Lage nur noch, je mehr sie darüber liest. Statistiken und Prozentzahlen machen nicht viel Hoffnung, und wenn sie schließlich so gut wie jedes Buch über Unfruchtbarkeit gelesen hat, das jemals geschrieben wurde, bleibt die ganze Ungewißheit und Frustration zurück, mit der sie angefangen hat.

Andererseits flackert auch immer wieder die Hoffnung auf, wenn die Periode mal verspätet kommt und der unvermeidliche Gedanke auftaucht «vielleicht, *ganz* vielleicht bin ich ja...», der aber ganz schnell wieder verdrängt wird, aus Furcht, man könnte das Schicksal in Versuchung führen! Denn allzu oft will es das «Schicksal» anders und erstickt den Hoffnungsfunken wieder, bevor er auch nur ernsthaft in Erwägung gezogen werden konnte. In der Zwischenzeit jedoch, während dieser wenigen Tage des Wartens, richtet sich die gesamte Aufmerksamkeit auf das allerkleinste Zeichen, auf das winzigste Symptom: «Ich glaube, mir war gerade übel; habe ich da nicht ein leises Ziehen in der Brust gespürt? Ich mag gar keinen Kaffee mehr – ich *muß* ja einfach schwanger sein!»

Der Absturz zurück in die Wirklichkeit, wenn die Menstruationssignale nur zu deutlich jede Hoffnung und jeden Traum wieder zunichte machen, kann sehr hart und schmerzhaft sein. Jetzt setzen Verzweiflung, Qual, Herzschmerz, Zorn, Niedergeschlagenheit erneut ein. Selbst wenn Sie versuchen, sich von all dem abzulenken, indem Sie einkaufen gehen, fernsehen, einen Ausflug machen oder was immer, ist doch «ständig etwas da», das Sie wieder daran erinnert. Die Schaufenster scheinen vor Kindersachen, Spielzeug oder Umstandskleidern förmlich überzuquellen! Plötzlich haben alle Fernsehprogramme irgend etwas mit Babys zu tun. Selbst ein Auto mit dem Aufkleber «Baby an Bord» an der Heckscheibe liest sich wie ein höhnisches: «Wir haben ein Baby und du hast keins!»

Es mag Ihnen traurig und ungerecht erscheinen, daß die Durchschnittsfrau ihr ganzes gebärfähiges Alter damit zubringt, eine Schwangerschaft zu vermeiden. Leider sind es oft gerade jene Frauen, die sich am meisten nach einem Kind sehnen, denen es am schwersten fällt, schwanger zu werden. Das Leben ist eben nicht immer leicht, und es läuft auch nicht alles so, wie wir es gern hätten. Doch können wir aus jeder Erfahrung etwas lernen, und manchmal besteht die größte und schwierigste Lektion von allen darin, die Dinge zu akzeptieren, wie sie sind, und zu erkennen, daß das, was wir wollen, nicht immer das ist, was wir bekommen. Es ist sicherlich eine der schwierigsten Aufgaben, die uns das Leben stellt, sich damit abzufinden, daß man nicht bekommt, wonach man sich doch so verzweifelt sehnt. Sie gelassen anzugehen, verlangt unglaublich viel Mut und Kraft. Im Prinzip drückt sich im Akzeptieren dessen, was ist, der Glauben an das Leben und das Vertrauen in die eigene Bestimmung aus. Andererseits entspricht es dem menschlichen Wesen, alles zu versuchen und vehement für das zu kämpfen, was wir haben wollen. Wir möchten das Leben am liebsten zwingen, so zu verlaufen, wie wir es wünschen. Aber natürlich können wir nichts erzwingen, und wenn wir es dennoch tun, steigern wir uns in einen Zustand der permanenten Hochspannung hinein, der sich ironischerweise als Haupthindernis auf unserem Weg zum Erfolg erweist. Es geschieht nichts, weil wir so verkrampft sind, und wir sind so verkrampft, weil nichts geschieht! Oft kommt es erst in dem

Moment zu einer Empfängnis, in dem die Frau schließlich aufgegeben und sich mit ihrer Kinderlosigkeit abgefunden hat – nur weil dies ihre mentale Verspannung löst. Das Gleichgewicht zwischen Körper und Geist ist so empfindlich, daß eine fortgesetzte Bangigkeit in dieser Phase die dramatischsten Auswirkungen auf den Körper haben kann, daher ist es von allergrößter Wichtigkeit, die Dinge gelassen und positiv anzugehen, glücklich und entspannt zu sein und in aller Ruhe und bejahend über die Realität nachzudenken, die Sie möglicherweise werden ertragen müssen. Mag sein, daß dies leichter gesagt als getan ist, aber die folgenden Bachblütenessenzen können helfen, diesen inneren Frieden zu finden und uns die Kraft geben, uns einer der härtesten Erfahrungen im Leben zu stellen.

Sweet Chestnut: bei Verzweiflung; bei dem Gefühl, daß kein Ende in Sicht ist; bei absoluter Hilflosigkeit, wenn Sie wissen, daß Sie nichts unternehmen können, und gegen den schrecklichen Herzschmerz, der jedesmal wiederkehrt, wenn die nächste Periode einsetzt. Es ist die Art von Gefühl, die tief in Ihrem Inneren pocht und Sie begleitet, wenn Sie aufwachen und zu Bett gehen, um allenfalls im Augenblick des Übergangs vom Schlaf- in den Wachzustand Linderung zu erfahren, bis das Bewußtsein Sie wieder jäh an Ihre Trauer erinnert. Diese Bachblütenessenz ist hervorragend geeignet, wenn Sie sich jemals so fühlen sollten. Auf sanfte Weise vertreibt sie diese schreckliche Verzweiflung und läßt an ihre Stelle ein Gefühl verstärkter Sicherheit treten. Sie sorgt für glücklichere Gedanken, eine hoffnungsfrohe Grundeinstellung und die beruhigende Gewißheit, daß alles gut enden wird.

Holly: gegen wachgerufene Gefühle des Zorns und der Eifersucht.

Heather: für Menschen, die von ihren Schwierigkeiten und Problemen besessen sind, die an nichts anderes mehr denken und jede Gelegenheit ergreifen, um mit anderen darüber zu sprechen, ohne sich jemals für ein anderes Gesprächsthema zu interessieren. *Heather* wird Ihnen helfen, Ihre Gedanken von sich selbst abzulenken, damit Sie wieder offener denken und freier kommunizieren können.

Cherry Plum: bei unkontrollierbaren, irrationalen Gedanken, wenn die Einbildungskraft Amok läuft.

Star of Bethlehem: bei Verlustgefühlen; bei Trauer über das Kind, das Sie nicht haben, obwohl Sie es sich so verzweifelt wünschen; gegen die Traurigkeit und Leere, die das Herz ergreifen, wenn jeder mit Hoffnung besetzte Monat erneut sein Ende findet.

Gentian: gegen die Enttäuschung und Niedergeschlagenheit, die entweder von der Unfruchtbarkeit selbst hervorgerufen wird oder von der Behandlung, der Sie sich unterziehen müssen.

Gorse: gegen Hoffnungslosigkeit; bei Pessimismus und dem Gefühl, daß es keinen Zweck hat weiterzumachen, weil Sie ja doch keinen Erfolg haben werden. In diesem Zustand kann *Gorse* Ihnen helfen, wieder neue Hoffnung zu schöpfen, damit Sie der Zukunft optimistischer entgegensehen können.

Willow: bei Groll und Bitterkeit gegenüber dem Leben oder anderen Frauen, die nicht unter einem solchen Unglück zu leiden scheinen. Es kann schwierig sein, ein solches Gefühl abzuschütteln; wenn Sie es aber nicht tun, könnte es schon bald Ihr Glück und Ihre Lebensfreude zersetzen. Dann zieht es Sie wie ein Strudel in die Tiefe, und Ihre Gedanken kehren sich immer mehr nach innen, bis Sie unter einer erbärmlichen Depression leiden. *Willow* hilft Ihnen, dem Strudeleffekt zu widerstehen und Ihre Aufmerksamkeit nach außen zu richten, um nicht nur die schlechten sondern auch die guten Seiten des Lebens zu sehen.

White Chestnut: Als ergänzendes Mittel zu anderen hilft es Ihnen, sich geistig zu entspannen und gelassen zu werden. Mit Hilfe von *White Chestnut* werden sie das ständige Gedankengeschnatter «abschalten» können wie eine Schallplatte, die einen Fehler hat und immer an derselben Stelle hakt.

Wenn Sie sich verzweifelt ein Baby wünschen und so angestrengt und lange versuchen, eines zu bekommen, weckt das alle möglichen Gefühle und rührt Emotionen auf, von denen Sie nie geglaubt hätten, daß Sie sie haben. Zu sehen, wie *scheinbar* jedermann Kinder hervorbringt, als sei das so leicht wie Erbsenschälen, mag Ihnen das Leben furchtbar ungerecht erscheinen lassen. Dann sieht es so aus, als seien Sie die einzige, die Schwierigkeiten hat (*Willow*). Es sollte doch das Leichteste auf der Welt sein, ein Baby zu machen – dafür sind wir doch schließlich gebaut. Was könnte natürlicher sein? Was wäre einfacher? Warum passiert dann nichts? Diese Frustration und das Gefühl der Ungerechtigkeit führen zu Verspannung und Empörung, gegen die *Vervain* ein hervorragendes Mittel darstellt. Eine Frau, die sich in einem solchen emotionalen Trauma befindet, kann sich schrecklich isoliert und einsam vorkommen, und diese Einsamkeit wird noch durch ihre eigene Hemmung verstärkt, anderen ihre Gefühle zu offenbaren (*Agrimony*) und uneingeschränkt zuzugeben – auch vor sich selbst –, daß tatsächlich ein Problem vorliegt. Es ist, als würde sich das Problem von selbst erledigen, wenn man nur darüber schweigt, und als wäre es leichter zu ertragen, wenn man den Kopf in den Sand steckt. Sie sollten auf jeden Fall auch den Rat und die Hilfe eines Therapeuten in Anspruch nehmen, wenn Sie das Gefühl haben, von Ihrem Problem überwältigt zu werden. Das kann ein Arzt sein, der Ihnen bei der Auswahl der Bachblütenessenzen behilflich ist (in Deutschland waren Bachblütenessenzen bis 1.8.94 verschreibungspflichtig, Anm. d. Red.), oder ein Psychotherapeut. Mit Sicherheit ist es hilfreich, sich *irgend jemandem* zu eröffnen, vielleicht auch einer Freundin, die ähnliche Schwierigkeiten kennt oder gerade durchmacht, denn das weckt neue Hoffnung und läßt den Glauben an die Erreichbarkeit Ihres Ziels neu erwachen. Außerdem kann es eine Hilfe sein zu erfahren, daß Sie nicht die einzige sind, der es so ergeht. In der Tat ist die Unfruchtbarkeit viel häufiger als die meisten Menschen glauben. Berichten zufolge hat jedes fünfzehnte Paar Schwierigkeiten mit der Empfängnis.

Neben den erwähnten medizinischen Eingriffen gibt es eine Reihe anderer sehr einfacher Maßnahmen, die Ihre Chancen auf Empfängnis erhöhen. Dabei geht es in erster Linie darum, gesund zu leben und sich fit zu halten. Um normal fruchtbar zu sein, benötigt der Körper alle erforderlichen Spurenelemente und Vitamine, Zink und Magnesium, die sich beide in Weizenkeimen finden, Jod aus Fisch und Meeresfrüchten sowie die Vitamine des B-Komplexes, wie sie in Grünzeug, Vollkorn, Nüssen, Milch, Eiern, Hülsenfrüchten und Bierhefe enthalten sind. Daher ist es klug, für eine Ernährung zu sorgen, die alle diese Stoffe enthält. Außerdem sollten Sie Zutaten meiden, die der Fruchtbarkeit abträglich sein könnten, oder solche, die die Wirkung oder die Aufnahme der lebenswichtigen Stoffe im Organismus hemmen, beispielsweise Kaffee, Alkohol oder Nikotin. Überprüfen Sie auch Ihr Körpergewicht. *Über-* oder auch *Unter*gewicht kann der Fruchtbarkeit ebenfalls abträglich sein, so daß es klug wäre, diesen Zustand zu berichtigen. Wenn Sie aber abnehmen müssen, so tun Sie das schrittweise und sorgen Sie dafür, daß Sie die erforderlichen Tagesmengen an Nährstoffen auch tatsächlich erhalten, denn alles andere wäre kontraproduktiv. Man sollte immer nur schonend und schrittweise abnehmen, weil das gesünder und effizienter ist, besonders wichtig ist es aber, wenn Sie schwanger werden wollen. Ein rapider Gewichtverlust kann nämlich den Körper dazu bringen, Fette schneller abzubauen, um die erforderliche Energie freizusetzen. Dieser Fettabbau erhöht die Konzentration von *Ketonen* im Blut, und es besteht durchaus die Möglichkeit, daß ein hoher Ketonspiegel, wie er bei einer strengen, schnellwirkenden Diät auftritt, den Fötus schädigt. Da Sie ja erst zwei Wochen nach der Empfängnis überhaupt wissen können, daß Sie schwanger sind, ist es auf jeden Fall besser, nur langsam abzunehmen!

Sorgen Sie auch für regelmäßige Leibesbetätigung. Das sollte nichts allzu Anstrengendes oder Kraftraubendes sein, sondern vielmehr etwas, das auf sanfte Weise Ihr allgemeines Wohlbefinden steigert, beispielsweise Spaziergänge, Schwimmen, Radfahren und Yoga. Körperliche Bewegung erhöht den Sauerstoffanteil im Blut. (Deshalb sollten Sie sich auch viel im Freien bewegen.) Das ist wiederum auf natürliche Weise Ihrem Gefühlsleben zuträglich, weil die Sauerstoffzufuhr zum Gehirn ebenfalls gesteigert wird.

Auch Ihr Partner kann einige einfache Maßnahmen treffen, um seine Fruchtbarkeit zu optimieren. Spermien entwickeln sich nicht, oder sterben ab, wenn es zu warm ist. Deshalb liegen die Hoden des Mannes auch außerhalb des Körpers. Allzu enge Hosen oder Unterhosen erwärmen die Hoden zu stark und hemmen eine gesunde Samenproduktion. Deshalb ist es ratsam, Boxershorts zu tragen, weil diese kühler sind, und Hosen, die lockerer sitzen und mehr Bewegungsfreiheit gestatten, gleich ob sie nun modisch sein mögen oder nicht! Wenn er es erträgt, sollte er auch jeden Tag kalt duschen – das bereitet in den Wintermonaten zwar nicht sonderlich viel Vergnügen, hält aber immerhin den Hodensack kühl! Auch Ihr Partner sollte Übergewicht abbauen, sich regelmäßig bewegen, weniger Alkohol und Kaffee zu sich nehmen und Tabak generell meiden, da dieser für seine samenproduktionsdämpfende Wirkung bekannt ist.

Es gibt auch noch einige weitere therapeutische Hilfen, die Sie vielleicht heranziehen sollten, um Ihre natürliche Fruchtbarkeit zu steigern. Akupunktur, Chiropraktik, Reflexzonenmassage und Aromatherapie können die Fortpflanzungsorgane, ihre Nervenimpulse und die Blutzufuhr stimulieren, und wenn Ihr Problem auf einer «Energieblockade» dieser Art beruhen sollte, kann eine dieser Therapien sicherlich helfen. Meditation hilft, den Geist zu klären, das Denken erneut auf positive Dinge zu richten und den Organismus mit aufbauender Energie zu versorgen. In Verbindung mit Yoga bietet die Meditation eine wunderbare Energetisierung und Entspannung. Obwohl es einigen Menschen allzu schwierig erscheint, sich hinreichend zu entspannen, um die Meditation erfolgreich anzugehen, möchte ich auf jeden Fall zu einem Versuch raten.

Kapitel 4

Schwangerschaft und Geburt

Es herrscht erheblicher Streit über die Frage, wann das menschliche Leben genau beginnt. Einige sind der Auffassung, daß dies im Augenblick der Vereinigung von Samen und Ei geschieht; andere setzen den Beginn des Lebens mit der Einnistung des befruchteten Eies im Uterus gleich; wiederum andere halten den sich entwickelnden Embryo erst ab jenem Punkt für «lebendig», da er von sich aus überleben könnte, was ungefähr 28 Wochen nach der Befruchtung der Fall ist. Diese Frage ist auch für die Abtreibungsdebatte von zentraler Bedeutung, auf die wir im nächsten Kapitel noch etwas näher eingehen werden.

Betrachten wir jedoch zunächst die Reihenfolge von Geschehnissen, die zur Empfängnis und zur darauffolgenden Entwicklung des Säuglings führen. Wir haben bereits gesehen, wie das Ei im Laufe des Menstruationszyklus heranreift und aus dem Eierstock freigesetzt wird, um auf seinem Weg durch den Eileiter möglicherweise auf einen kräftigen und gesunden Samen zu treffen. Wir wissen auch, daß der Verkehr während der fruchtbaren Phase des Zyklus stattfinden muß, also um die Zeit des Eisprungs. Die Bedingungen für eine Befruchtung sind am besten, wenn die Gebärmutterschleimhaut sich leicht vom Samen durchstoßen läßt und das Spermium während des ersten Teils seiner Reise ernährt, wenn die Gebärmutterschleimhaut also am empfänglichsten ist und das Ei kurz vor der Freisetzung steht. Die Spermien, die während des Verkehrs im Gebärmutterhals (Zervix) landen, werden durch den Kanal in die Gebärmutter hochgeschwemmt und folgen dann dem Eileiter. Das ist eine recht lange und anstrengende Reise, und nur die kräftigsten Samen können sie überleben. Einige von ihnen sind bereits abgestorben, bevor sie auch nur den Gebärmutterhals erreicht haben, andere sterben auf ihrem Weg durch die Gebärmutter, wieder andere steuern den falschen Eileiter an. Bei jeder Ejakulation werden ungefähr 200 Millionen Spermien ausgestoßen, von denen nur etwa hundert das Ei tatsächlich erreichen.

Der Eileiter ist mit mikroskopisch feinen Haaren besetzt, die man als Zilien (Wimpern) bezeichnet. Zusammen mit den Muskelkontraktionen des Eileiters schieben die Zilien das Ei in Richtung Uterus. Die Spermien müssen also gewissermaßen gegen den Strom anschwimmen – eine weitere Prüfung ihres Durchhaltevermögens! Treffen Spermien und Ei zusammen, heften sich die noch lebensfähigen Samen an die äußere Hülle des Eies. Nun beginnt der Endspurt. Während sie alle anfangen, sich von der äußeren Schale des Eies zu «ernähren» und sie zu verdauen, durchstößt nur einer der Samen diese Schale. Nachdem er sich seinen Weg ins Innere gebahnt hat, verschmilzt er mit der Eizelle und produziert einen Stoff, der die anderen Mitbewerber abtötet. Jetzt hat die Befruchtung stattgefunden. Das befruchtete Ei setzt seine Reise durch den Rest des Eileiters fort, und die Zellen fangen an, sich zu teilen. Schon bald entsteht eine zystische Struktur, die man als «Blastozyste» bezeichnet. In dieser Entwicklungsphase erreicht das befruchtete Ei vier Tage nach der Empfängnis die Gebärmutter. Die Blastozyste nistet sich nun in der Gebärmutterschleimhaut ein, und ihre Zellen beginnen, deren Oberfläche zu verdauen. Nun spricht man von einer vollendeten Empfängnis. Die Blastozyste vergräbt sich immer tiefer in der Gebärmutterschleimhaut (die nun als «Dezidua» oder «schwangeres Endometrium» bezeichnet wird), bis sie vollständig davon bedeckt ist, was ungefähr dreizehn Tage nach dem Eisprung erreicht ist. Jetzt würde normalerweise die Menstruation einsetzen, doch im Falle einer Empfängnis bleibt sie natürlich aus. Eine ausgebliebene Periode ist bei einer gesunden Frau im gebährfähigen Alter, deren Zyklus bis dahin normal und regelmäßig verlief, das wohl offensichtlichste Anzeichen für eine Schwangerschaft. Andererseits ist dies aber auch eins der am häufigsten übersehenen Anzeichen, das oft erst im nachhinein registriert wird, weil viele Frauen, wenn sie sich nicht gerade besondere Sorgen um ihre Fruchtbarkeit machen oder bestimmte Arten von Empfängnisverhütung praktizieren, sich nur ungefähr merken, wann ihre Menstruation fällig ist, so daß sie ihr Ausbleiben möglicherweise erst feststellen, wenn sie bereits ein oder zwei Wochen überfällig ist. Inzwischen werden aber wahrscheinlich auch andere Zeichen und Symptome die Möglichkeit oder Wahrscheinlichkeit einer Schwangerschaft angedeutet haben. Mit zunehmender Entwicklung der Blastozyste differenzieren sich auch ihre Zellen. Die Außenzellen wachsen weiter und entwickeln sich schließlich zur Plazenta, die nach ungefähr dreizehn Wochen vollständig ausgebildet ist. Die inneren Zellen bilden die Fruchtblase und den Embryo. Bis die Plazenta zu arbeiten beginnt, wird die Schwangerschaft von den Hormonen Progesteron und Östrogen vorangetrieben, die vom Corpus luteum produziert werden, dem «Gelbkörper», der nach dem Eisprung den leeren Follikel ausfüllte (siehe Kapitel 2). In einem normalen Zyklus ohne Schwangerschaft entwickelt sich der Corpus luteum und produziert Progesteron, das Hormon, das für die meisten prämenstruellen Symptome verantwortlich ist. Während der Schwangerschaft erhöht sich die Produktion der Hormone Progesteron und Östrogen, und ihrer beider Symptome verstärken sich gemeinsam, was zu den klassischen Schwangerschaftssymptomen wie Übelkeit, Harndrang und prickelnde, empfindliche, geschwollene Brüste führt. Progesteron ist auch für die Ausbildung der Dezidua verantwortlich. Östrogen steuert das Wachstum, und beide Hormone spielen zudem eine Rolle bei der Entwicklung der Milchdrüsen in den Brüsten.

Es besteht kein Zweifel daran, daß es der Hormonschub während der Schwangerschaft ist, der für eine Vielzahl emotionaler Hochs und Tiefs sorgt, genau wie für körperliche Symptome und Störungen. Doch zu diesen hormonellen Belastungen kommen noch die normalen, natürlichen Emotionen, die man auch wahrnehmen und erfahren würde, gleich wieviel oder wie wenig Progesteron gerade im Körper zirkulieren mag! So fühlt man sich, gerade *weil* man schwanger ist, beschwingt oder deprimiert, und es ist weniger die Schwangerschaft selbst, die diese Gefühle auslöst.

Haben Sie ein Kind geplant, kommt die Entdeckung zumindest als freudige Überraschung, oder haben Sie es gar schon eine Weile erfolglos versucht, so wird Sie die Erkenntnis, daß sich nun ein Säugling in Ihrem Leib entwickelt, geradezu entzücken. Erfüllt von Freude, wie Sie nun sind, werden Sie wohl kaum Bachblütenessenzen brauchen – denn die sind gegen negative Emotionen, während Sie sich gar nicht positiver fühlen könnten! Es kann aber auch passieren, daß Ihre Euphorie mit der Zeit gedämpft wird durch Sorgen, Ängste und Zweifel an Ihrer Fähigkeit, die Verantwortung für ein neues Menschenwesen zu übernehmen. Daher können die Essenzen von Anfang an eine wertvolle Hilfe sein, diese nagenden Zweifel und Ängste im rechten Licht zu sehen, bevor sie ausufern und Ihnen neun Monate der glücklichen Erfüllung verderben.

Mimulus ist das angezeigte Mittel bei Angst – Angst vor der Geburt oder vor dem Schmerz, vor Komplikationen oder davor, daß das Baby nicht gesund sein könnte.

Aspen ist das Mittel gegen weniger klar definierte Ängste – ein merkwürdiges Gefühl der bangen Erwartung, der unheilvollen Vorahnung, der Furcht vor dem Unbekannten.

Elm ist geeignet, wenn Sie an Ihrer Fähigkeit zweifeln sollten, mit der Situation zurechtzukommen, wenn Sie sich plötzlich von der Verantwortung überwältigt fühlen.

Mustard hilft bei unerklärlicher Depression. Sie wissen, daß Sie eigentlich glücklich sein sollten – schließlich wollten Sie das ja –, fühlen sich aber so niedergeschlagen, daß Sie keinerlei Freude aufbringen. Es ist, als hätte sich eine tiefschwarze Wolke über Ihr Leben gelegt, ohne daß Sie den Grund dafür kennen oder sie vertreiben könnten.

Walnut ist ein Mittel für die Veränderungen, die in Ihnen nun vorgehen. Ihr Körper durchläuft jetzt eine kritische Phase der Anpassung, weshalb auch die Hormone eine solche Wirkung auf Sie haben. *Walnut* ist das Mittel, um den Weg zu bahnen und zu ebnen.

Cherry Plum ist hilfreich, wenn Sie das Gefühl haben, die Kontrolle zu verlieren. Das kann sehr beängstigend sein, und es ist hilfreich zu verstehen, *weshalb* Sie sich so fühlen mögen. Das durch den Hormonschub ausgelöste Ungleichgewicht und die Schnelligkeit der körperlichen Veränderungen können dazu führen, daß Sie das Gefühl haben, den Verstand zu verlieren. Wenn Sie solche Emotionen erfahren sollten, hilft Ihnen dieses Mittel, Ihre geistige Stabilität wiederzugewinnen.

Star of Bethlehem lindert den Schock. Erst mag sich alles wie ein Traum angefühlt haben, doch plötzlich sind Sie *wirklich* schwanger. *Star of Bethlehem* ist das Mittel, um diesen Schock abzupuffern.

Clematis hilft gegen Verträumtheit, gegen das abgehobene Gefühl, das Leben fände irgendwo in weiter Ferne ohne Sie und ohne Beziehung zu Ihnen statt. Kein Gefühl der Panik (dafür wäre *Rock Rose* zuständig), sondern eine betäubte, verwunderte Empfindung oder die Neigung zum geistigen Eskapismus und zur Phantasterei. *Clematis* hilft Ihnen, Ihre Gedanken wieder auf den Boden der Tatsachen zurückzubringen.

Bisher haben wir uns hauptsächlich mit den Freuden der Schwangerschaft und mit Frauen befaßt, die glücklich sind, daß sie eine Familie gründen können. Es gibt aber auch Frauen, die keine Kinder haben möchten. Wenn diese Frauen feststellen, daß sie schwanger sind, sind sie höchstwahrscheinlich nicht besonders glücklich. Vielleicht ist es sogar das *Allerletzte*, was sie haben wollten. Eine ungewollte Schwangerschaft, gleich aus welchem Grund, kann eine Katastrophe sein, etwas, vor dem Sie sich schon immer gefürchtet haben und das Sie in tiefe Depression stürzt. Es ist jedoch möglich, daß die negativen Gefühle, die in einer solchen Situation auftauchen, plötzlich positiveren Gedanken weichen, wenn Sie sich erst einmal daran gewöhnt haben und einsehen, daß Ihre Lebenspläne sich nun vielleicht *ändern* müssen, aber nicht zwangsläufig völlig ausgelöscht werden. In der Zwischenzeit gibt es aber auch eine Reihe von Essenzen, die Ihnen helfen können, je nachdem, wie das Ereignis Sie persönlich getroffen hat.

Star of Bethlehem gegen den Schock, *Walnut* als Hilfe bei der Anpassung an die neue Situation, *Holly* gegen Rachegefühle, *Rock Rose* gegen Entsetzen oder Panik, *Willow* gegen Groll oder Verbitterung, *Chicory* gegen Egoismus.

Crab Apple gegen Selbstekel, Selbsthaß, Befleckungsgefühle, das Verlangen, den *Parasiten* in Ihrem Inneren loszuwerden. Dieses Mittel hilft Ihnen auch, wenn Sie sich für Ihren schwangeren Zustand schämen sollten, wenn Ihnen der Anblick Ihres schwellenden Leibs unbehaglich oder peinlich ist.

Rock Water ist dienlich, wenn Sie sich übertriebene Vorhaltungen machen, weil Sie «so dumm» gewesen sind, oder wenn Sie meinen, sich selbst im Stich gelassen zu haben.

Pine hilft gegen das Gefühl, andere im Stich gelassen zu haben oder schuldig zu sein.

Sweet Chestnut ist ein Mittel, wenn man sich verzweifelt fühlt, in der Falle, ohne Fluchtmöglichkeit.

Während der Schwangerschaft ist Ihr Körper der Gastgeber des Babys, das sich von Ihren Ressourcen ernährt. Wenn Sie auch nicht gerade *für zwei* essen müssen, so sollten Sie doch für eine ausgewogene und nährstoffreiche Diät sorgen, die alle erforderlichen Vitamine, Mineralstoffe, Proteine und Ballaststoffe im richtigen Mengenverhältnis enthält, damit Ihr Organismus weiterhin gesund und funktionstüchtig bleibt. Der Fötus nimmt sich seine Nahrung als erster und kann somit Ihre Speicher leeren, wenn Sie nicht genug zu sich nehmen. Sorgen Sie also dafür, daß Ihre Nahrungsaufnahme die Bedürfnisse beider abdeckt. Das bedeutet kein übermäßiges Essen, sondern sollte alle von Mutter und Kind benötigten Nährstoffe bieten.

Allerdings werden bestimmte Spurenelemente in größerer Menge gebraucht, weshalb Sie daran reiche Nahrungsmittel bevorzugen sollten.

Im Laufe Ihrer Schwangerschaft werden Sie ungefähr 12,5 Kilo zunehmen. Ein kleiner Teil dieses Gewichts besteht aus zusätzlichem Fett, das meiste ist allerdings allein durch die Schwangerschaft bedingt und verschwindet daher nach der Geburt des Kindes wieder. Die folgende Aufstellung zeigt Ihnen, wie sich diese 12,5 Kilo verteilen:

Fötus	3,4 kg
Plazenta	0,6 kg
Fruchtwasser	0,8 kg
Gebärmutterzunahme	0,9 kg
Brustzunahme	0,4 kg
Zunahme der Blutmenge	1,5 kg
extrazelluläre Flüssigkeit	1,4 kg
Fett	3,4 kg
	Gesamt 12,5 kg

Ihre Schwangerschaft sollte sich gesund entwickeln, ohne daß Sie *überschüssiges* Gewicht ansetzen, also Fett, das nicht mit der Schwangerschaft selbst in Beziehung steht und daher auch nicht wieder verschwindet, wenn Sie das Kind geboren haben. Es ist ganz natürlich, daß schwangere Frauen manchmal einen regelrechten Heißhunger haben. Damit signalisiert die Natur, daß weitere Nährstoffe benötigt werden. Vermeiden Sie dann jedoch *fettbildende* Nahrungsmittel zwischen den Mahlzeiten. Essen Sie statt dessen ein Stück Obst oder etwas, das Ihren Hunger stillt und gleichzeitig gesunde Nährstoffe enthält, anstatt Ihren Organismus wahllos mit zusätzlichen Kalorien zu belasten! Manche Frauen entwickeln allerdings eine Vorliebe für bestimmte Nahrungsmittel, beispielsweise Sahnetorte oder Schokoladenkekse. Obwohl Sie natürlich sorgfältig darauf achten sollten, was Sie essen, müssen Sie deswegen nicht zum «Rock Water-Typ» werden. Es gibt keinen Grund für Unerbittlichkeit und Entsagung! Genießen Sie gelegentlich etwas Leckeres, verwöhnen Sie sich mit etwas, was Sie gern essen – übertreiben Sie es nur nicht! Auch ein solches Verlangen kann, genau wie das Hungergefühl, einfach ein Signal der Natur sein, mit dem sie Ihnen mitteilt, was Ihr Körper braucht.

Das erste Vierteljahr

Veränderungen im Appetit sind wahrscheinlich das deutlichste Erkennungsmerkmal einer Schwangerschaft im Frühstadium. Übelkeit und Erbrechen gelten, vor allem wenn sie am frühen Morgen auftreten, als klassische Schwangerschaftssymptome, die glücklicherweise nur von relativ kurzer Dauer sind und nach ungefähr sechzehn Wochen gänzlich nachlassen. Obwohl *Crab Apple* kein ausgesprochenes Mittel gegen Übelkeit ist, kann es dennoch dafür sorgen, daß Sie sich in dieser Phase etwas besser fühlen. Auch *Rescue Remedy* dürfte sich als hilfreich erweisen. Parallel zur Übelkeit entwickeln manche Frauen auch eine Aversion gegen bestimmte Nahrungs- und Genußmittel. So können sie beispielsweise keinen Kaffee mehr sehen oder empfinden Zigarettenqualm als unerträglich. So wie das Verlangen nach bestimmten Speisen ein Signal sein kann, um Ihnen mitzuteilen, daß Ihr Körper bestimmte Nährstoffe braucht, so ist auch dies eine Mitteilung der Natur, mit der das ungeborene Kind vor den potentiell schädlichen Auswirkungen bestimmter Nahrungsmittel oder Stoffe geschützt werden soll. Es gibt aber auch viele Frauen, die während der Schwangerschaft keine Veränderungen im Appetit feststellen. Sie müssen folglich auch ihre Eßgewohnheiten nicht ändern. Das bedeutet jedoch nicht, daß alles unschädlich wäre, wogegen eine Schwangere keine Abneigung entwickelt. Die Gefahren des Rauchens beispielsweise sind allgemein bekannt und gut dokumentiert. In der Schwangerschaft zerstört es nicht nur Vitamine und Spurenelemente und raubt dem Körper die natürliche Fähigkeit, lebenswichtige Nährstoffe aufzunehmen; es beeinträchtigt auch die gesunde Entwicklung der Plazenta, läßt sie kleiner werden und macht sie anfällig für Infarkte, sobald einer oder mehrere kleine Teile davon absterben. Da die Plazenta wiederum den Embryo mit Nährstoffen und Sauerstoff versorgt, hängt seine Gesundheit unmittelbar vom gesunden Zustand der Plazenta ab. Ist diese nicht gesund, besteht auch Gefahr für das ungeborene Leben.

Neben dem Nikotin gibt es noch zahlreiche andere schädliche Substanzen, die durch die Membran der Plazenta in den Blutkreislauf des Fötus eindringen können. Die Plazentamembran verhält sich ein wenig wie ein Sieb, das manche Stoffe durchläßt und andere nicht. Zu den schädlichen Stoffen, die durchgelassen werden, gehören einige Medikamente, frei erhältliche wie Aspirin und einige Antibiotika, ebenso «Gesellschaftsdrogen» und Alkohol.

Der Anstieg des Progesteronspiegels wirkt sich entspannend auf die glatten, unwillkürlichen Muskeln im Unterleib aus. Das kann zu Verstopfung führen, während eine Erschlaffung der Muskeln um Blase und Harnleiter Probleme beim Harnlassen bewirken kann. Dafür ist allerdings zum Teil auch der durch die Schwangerschaft bedingte Druck auf die Blase verantwortlich. Progesteron entspannt zudem die Muskelwände der Blutgefäße, weshalb der Blutdruck während der Schwangerschaft meistens sinkt, wiewohl er durch andere, weniger häufige Faktoren bedingt auch steigen kann.

Angesichts all dieser Veränderungen im Körper ist es kein Wunder, daß auch Müdigkeit ein häufiges Schwangerschaftssymptom darstellt! Einige Frauen erleben ein merkwürdiges Gefühl der Müdigkeit ganz am Anfang der Schwangerschaft, noch bevor sie das Ausbleiben der ersten Periode bemerkt haben. Mit der Weiterentwicklung des Fötus kann die körperliche Anstrengung, all diese Pfunde tagtäglich mit sich herumzuschleppen, zu einer regelrechten Belastung werden, die der Schwangeren sämtliche Kräfte raubt. *Olive* ist ein Mittel gegen diese Müdigkeit, es sorgt für eine hervorragende Regeneration. Geben Sie zwei Tropfen davon auf ein Glas Wasser oder mischen Sie sich gleich eine ganze Behandlungsflasche. Nehmen Sie regelmäßige, häufige Dosen ein, bis Sie sich besser fühlen.

Folgende Bachblütenessenzen sind in dieser Phase der Schwangerschaft hilfreich:

Walnut steuert die erforderliche Anpassung Ihres Organismus an die in Ihrem Inneren stattfindenden Veränderungen.

Pine sollten Sie nehmen, wenn Sie sich schuldig fühlen oder sich Vorwürfe machen – wenn Sie beispielsweise glauben, daß Sie Ihrem Baby auf irgendeine Weise geschadet haben, und sich nicht mehr von diesem Gedanken befreien können.

Crab Apple wurde bereits im Zusammenhang mit Übelkeit erwähnt, ist aber auch ein hilfreiches Mittel, wenn Sie der Reinigung bedürfen, und sei es nur, weil Sie sich selbst nicht mehr anschauen mögen oder sich ganz allgemein unwohl fühlen.

Mimulus wirkt bei Furcht, beispielsweise, wenn Sie sich Sorgen machen, daß die Schwangerschaft nicht richtig verlaufen oder das Kind sich nicht gesund entwickeln könnte.

Red Chestnut wird verabreicht, wenn die Ängste ausufern und sich um das Wohlergehen des Babys ranken, wenn Sie sich übermäßige Sorgen um seine Gesundheit und Sicherheit machen, was vielleicht sogar so weit geht, daß Sie schon Angst haben ein Geschäft aufzusuchen, ein Bad zu nehmen oder sich zu entleeren, weil dies dem Fötus irgendwie schaden könnte. Solche Ängste steigern sich noch, wenn Sie in der Vergangenheit eine Fehlgeburt gehabt haben sollten, weil Sie sich dann natürlich noch mehr Sorgen machen und besonders vorsichtig in allem sind, was Sie tun.

Auch Erkältungen und andere Virenerkrankungen können Anlaß zur Sorge geben. Im allgemeinen nehmen Erkältungen ihren Lauf und stellen kein allzu großes Problem dar; es gibt jedoch auch andere Infektionen, die recht gefährlich werden können, wenn sie nicht behandelt werden. Wenn Sie krank werden, sollten Sie sich also auf jeden Fall vom Arzt untersuchen lassen, damit sowohl für Ihre eigene als auch für die Gesundheit des werdenden Kindes gesorgt werden kann.

Crab Apple unterstützt in einer solchen Zeit die Selbstreinigungskräfte des Körpers, während *Olive* und *Hornbeam* gegen Erschöpfung und Mattigkeit wirken, die die meisten Erkrankungen begleiten. Auch andere Essenzen können, sofern sie im Einklang mit Ihrer allgemeinen Lebensphilosophie und Ihrem Persönlichkeitstyp verabreicht werden, bei der Bekämpfung von Erkrankungen helfen.

Streß, Anstrengung, Sorge, Bedrücktheit und ähnliche Faktoren bringen die Körperchemie durcheinander und den Organismus aus dem Gleichgewicht. Dadurch werden unsere natürlichen Ressourcen aufgebraucht, die sonst durchaus in der Lage sind, Krankheiten abzuwehren. Es ist also ratsam, Streß, Sorgen, Ängste und so weiter anzugehen, *bevor* sie unsere natürliche Widerstandskraft zersetzen. Das ist besonders während der Schwangerschaft sehr wichtig, weil diese von schweren Gefühlsstörungen in ihrer Entwicklung ebensosehr beeinträchtigt werden kann wie durch die körperlichen Auswirkungen von Krankheit und den weiter oben erwähnten schädlichen Stoffen. Die Bachblütenessenzen bieten eine sanfte Unterstützung bei der Herstellung des emotionalen Gleichgewichts und sorgen damit für eine gesunde und streßfreie Schwangerschaft. Das ermöglicht dem noch ungeborenen Lebewesen einen friedvollen Start ins Leben.

Das zweite Vierteljahr

Die mittleren drei Monate einer Schwangerschaft sind die erfreulichsten. Die unangenehmen Symptome der Frühschwangerschaft sind vorbei, und das Endstadium, in dem der Bauch so dick ist, daß er die Bewegungsfreiheit einschränkt, ist noch weit genug entfernt. Dies ist die Zeit, um die Schwangerschaft richtig zu genießen und sich an den Gedanken der Mutterschaft zu gewöhnen. Irgendwann zwischen der 16. und der 20. Schwangerschaftswoche werden Sie spüren, wie sich das Baby in Ihnen bewegt. Das fühlt sich an wie ein Flattern im Unterleib, das man auch mit Blähungen verwechseln kann. Frauen, die schon häufiger schwanger waren, bemerken diese Bewegungen früher (um die 16. Woche), weil sie das ihnen vertraute Gefühl wiedererkennen. Erstgebärende bemerken die Bewegungen meistens nicht vor der 20. Woche, wenn sie um einiges deutlicher und unverwechselbarer geworden sind. Wenn Sie die Bewegungen Ihres Babys in Ihrem Inneren spüren, ist dies das erste wirklich positive Zeichen, daß es tatsächlich ein Baby gibt. Dieses Wissen ist es auch, das ein Gefühl der Wärme, ja die erste Bindung zu Ihrem ungeborenen Kind herstellt. Im Laufe der Wochen entwickelt sich diese Wärme immer mehr, wird immer intensiver. Sie nehmen die Anwesenheit des Babys deutlicher wahr, wollen es mehr beschützen, fühlen sich mütterlicher. Dieses mittlere Trimester ist eine aufregende Zeit, und es kann kaum verwundern, daß Frauen in diesem Stadium der Schwangerschaft in voller Blüte zu stehen scheinen und strahlende Gesundheit versprühen.

Dies ist auch die Zeit, da Ihr «Nestbauinstinkt» sich zu entwickeln beginnt. Mit einem Mal strotzen Sie vor Energie und wollen den Frühjahrsputz erledigen oder die Wohnung renovieren – etwas, das Sie vorher vielleicht schon monatelang vor sich hergeschoben haben. Spätestens jetzt werden Sie sich auch verstärkt für Babykleidung interessieren, für Wiegen, Kinderwagen, Kindersitze und – endlich! – die Aufkleber mit der Aufschrift «Baby an Bord». Es mag Ihnen seltsam erscheinen, daß Sie viele alltägliche Dinge plötzlich so stark gefühlsmäßig wahrnehmen und empfinden, aber wenn Sie sich schon so lange auf diese Zeit gefreut haben, sollten Sie sie jetzt in vollen Zügen genießen!

Das dritte Vierteljahr

In den letzten drei Monaten, etwa ab der 24. Woche, entwickelt sich die Schwangerschaft deutlich bemerkbar und in einem schnellen Tempo. Inzwischen haben sich alle Organe, Gliedmaßen und Extremitäten des Fötus ausgebildet, so daß diese Periode nun hauptsächlich dem Wachstum dient. Gegen Ende der Schwangerschaft wird der Embryo immer schwerer. Das kann zu einigem Unbehagen führen, etwa zu Rückenschmerzen; zu merkwürdigen Nervenschmerzen, wenn das Kind eine unbequeme Lage einnimmt; zu zusätzlicher Müdigkeit und zu Sodbrennen aufgrund des Drucks, den das Baby auf den Magen ausübt. Sodbrennen wird auch durch das Hormon Progesteron verursacht; denn dieses entspannt den Schließmuskel am Mageneingang, der normalerweise verhindert, daß Magensäfte in die Speiseröhre zurückgeschwemmt werden.

Um die 36. Woche hat sich das Kind gedreht und gleitet nun mit dem Kopf nach unten in die Beckenhöhlung. Das Becken kann den gesamten Kopf aufnehmen, und nachdem dies geschehen ist, bezeichnet man es als «besetzt». Verständlicherweise setzen nun die bereits aus der frühen Schwangerschaft bekannten Symptome wieder ein, so auch der häufige Harndrang, doch ist diesmal der Druck des Kinderkopfs auf die Blase dafür verantwortlich. Jetzt ist das Ende der Schwangerschaft abzusehen, und es kann sein, daß Sie ungeduldig werden und sich die Geburt herbeiwünschen. Vielleicht gehen Sie nun auch öfter ungehalten mit anderen Menschen um, vor allem mit Ihrem Partner oder anderen Ihnen nahestehenden Menschen – denselben, die auch die volle Wucht Ihrer prämenstruellen Spannungen und Frustrationen abbekommen! Die Essenz *Impatiens* kann Ihnen helfen, in diesen letzten Tagen oder Wochen Entspannung und innere Gelassenheit zu finden, anstatt die Tage auf dem Kalender abzuzählen. Auch *Beech* ist ein nützliches Mittel, das Sie zusammen mit *Impatiens* verwenden können, wenn Sie sich ganz allgemein durch die Gegenwart anderer Menschen irritiert fühlen.

Wenn dann der langersehnte Termin endlich näherrückt, empfinden Sie möglicherweise Angst oder Sorge, vor allem wenn es sich um Ihre erste Schwangerschaft handelt. Da kann es zu Panik kommen oder zu Zweifeln daran, daß alles «in Ordnung» sein wird oder daß das Baby normal und gesund zur Welt kommt. Je länger Sie darüber nachdenken, desto unwahrscheinlicher scheint es, daß etwas so Großes und Sperriges wie ein Baby durch eine scheinbar so kleine Öffnung ans Freie treten soll! Das kann tatsächlich beängstigend sein, und wenn Sie nicht darauf vorbereitet sind, läuft Ihre Einbildungskraft vielleicht Amok und malt sich alle nur erdenklichen Horrorszenarien aus. *Rock Rose* ist ein Mittel, um solche Gedanken des Entsetzens und Grauens zu lindern; *Mimulus* hilft bei weniger starken, vertrauten Ängsten; *White Chestnut*, wenn Sie Ihre nagenden Sorgen nicht loswerden; *Aspen* bei Bangigkeit und einem Gefühl des Unbehagens; *Cherry Plum*, wenn die Phantasie das rationale Denken überwältigt und durcheinanderbringt.

Viele Frauen stellen die Frage, ob die Bachblütenessenzen während der Schwangerschaft bedenkenlos eingenommen werden können. Sie sind völlig harmlos und nebenwirkungsfrei, enthalten allerdings Branntwein als Konservierungmittel, weshalb sie in verdünnter Form eingenommen werden sollten. Wenn Sie irgendwelche Zweifel hegen sollten, sprechen Sie mit Ihrer Hebamme darüber; die wird Sie schnell beruhigen können.

Wehen und Geburt

Im Laufe Ihrer Schwangerschaft findet normalerweise mindestens eine Ultraschalluntersuchung statt. Diese einfache und schmerzlose Technik ist hervorragend geeignet, um den Entwicklungsstand des Babys zu bestimmen. Genauere Informationen über seine Entwicklung und sein Wachstum erhält man allerdings erst durch eine ganze Reihe von Untersuchungen.

Wenn Sie nicht genau wissen, wann Ihre letzte Periode war, läßt sich der Geburtstermin nur schwer ermitteln. Auch in diesem Fall kann eine Ultraschalluntersuchung dienlich sein, um den Termin der Entbindung zu berechnen.

Die Schwangerschaft dauert, vom Zeitpunkt der Empfängnis an gerechnet, 38 Wochen; weil aber bei der Berechnung vom Termin der letzten Menstruation ausgegangen wird, spricht man von einer vierzigwöchigen Dauer. Sollte Ihre Schwangerschaft länger als 40 Wochen dauern, wird man Sie etwas häufiger und gründlicher überwachen, um etwaige Komplikationen auszuschließen. Es spricht einiges dafür, der Natur bei der Wahl des Geburtstermins ihren freien Lauf zu lassen und nicht «korrigierend» einzugreifen – schließlich handelt es sich bei einer Geburt um einen natürlichen Vorgang und nicht um eine Krankheit. Wenn die Wehen nicht pünktlich einsetzen, kann das ganz einfach daran liegen, daß die Zeit noch nicht reif ist und das Baby erst kommen wird, wenn es wirklich soweit ist. Es gibt überhaupt keinen Grund für einen Eingriff, solange das Baby gesund ist und sich die Schwangerschaft normal entwickelt. Wird der Termin aber überschritten, beginnt die Plazenta sich langsam aufzulösen, und da diese das Kind mit lebenwichtigen Stoffen versorgt, kann es zu einem Risiko kommen, wenn die Schwangerschaft zu lange andauert. Es gibt jedoch auch Tests, um den Zustand der Plazenta zu überprüfen. Werden erste Anzeichen für einen Verfall der Plazenta bemerkt, läßt sich der Gesundheitszustand des Babys auf verschiedene Weise weiterhin kontrollieren, doch wird die Hebamme nun möglicherweise davon sprechen, die Wehen künstlich einzuleiten, obwohl sie damit idealerweise warten wird, solange es vertretbar ist.

Die meisten Frauen bringen ihre Babys im Krankenhaus zur Welt, obwohl manche auf Wunsch auch zu Hause entbinden. Das erste Kind wird oft im Krankenhaus entbunden, um die Risiken für Mutter und Kind zu verringern, denn solange eine Frau noch kein Kind voll ausgetragen hat, kann man sich nicht absolut sicher sein, daß eine normale Spontangeburt möglich ist. Das mag sich vielleicht etwas merkwürdig lesen, aber wenn Sie bedenken, daß der Kopf des Kindes normalerweise einen Durchmesser von 9,5 Zentimetern hat, 13,5 Zentimeter lang ist und durch eine Beckenöffnung von ungefähr 11 mal 13 Zentimetern passen muß, werden Sie begreifen, daß das doch ziemlich eng ist! Während der Fötus in den letzten Wochen der Schwangerschaft, vor allem aber während der Wehen immer tiefer ins Becken sinkt, überlappen sich seine Schädelkochen ein kleines Stück. Sie wachsen erst zusammen, wenn das Kind ungefähr 18 Monate alt ist. Die «weiche Stelle», die man am Kopf des Säuglings fühlen kann, ist auch der Punkt, wo sich die Fontanellen treffen, um sich während der Geburt übereinanderzuschieben. Das Kinn drückt gegen die Brust, und der Kopf verdreht sich leicht, damit er an seiner schmalsten Stelle durch die Beckenöffnung schlüpfen kann. Aus diesem Grund tritt auch der Hinterkopf als erstes aus. Das ist zwar ein wunderbar sinnreicher Vorgang, doch treten manchmal auch Komplikationen auf, beispielsweise wenn der Kopf sich nicht hinreichend gedreht hat und nach vorn anstatt nach hinten zeigt, wenn eine Hand oder ein Arm oben am Kopf anliegt oder wenn das Baby besonders groß, das Becken dagegen besonders klein ist. Derartig ungewöhnliche Faktoren können den für einen reibungslosen Austritt verfügbaren Raum im Becken reduzieren, was zur Folge haben kann, daß das Baby sich «verkeilt». In solchen Fällen mögen eine Zangengeburt, im Notfall auch ein Kaiserschnitt – der zu Hause nicht durchgeführt werden kann – erforderlich werden. Sicherlich ist es vorzuziehen, daß eine Frau in dieser Lage sich an einem Ort befindet, wo die erforderlichen Anlagen und Geräte für den Notfall in schneller Reichweite sind – nämlich direkt im Nebenraum, und keine halbe Stunde Fahrt entfernt!

Ich möchte noch einmal betonen, daß Komplikationen in der Schwangerschaft, bei den Wehen und während der Entbindung nur die Ausnahme darstellen – sie sind in der Tat etwas *Un*gewöhnliches! Eine Entbindung ist ein normaler, natürlicher Prozeß, und in neun von zehn Fällen wird er auch auf normale und natürliche Weise verlaufen, so daß Sie sich nicht allzu große Sorgen machen sollten! Andererseits ist es nützlich zu wissen, was geschehen *könnte* und aus welchem Grund, damit Sie im Ernstfall ein wenig darauf vorbereitet sind.

Gehen wir einmal davon aus, daß alles gut verläuft und Sie inzwischen im Krankenhaus aufgenommen wurden, sei es, weil die Wehen von sich aus eingesetzt haben oder weil man es für ratsam hält, sie künstlich einzuleiten. Was nun? In der Regel wird nun eine gewisse «Prozedur» folgen, zu der auch eine Untersuchung gehört, mit der festgestellt werden soll, wie weit Ihre Wehen bereits fortgeschritten sind. Wenn genügend Zeit bleibt, können Sie noch baden und ein Nachthemd anziehen. Vielleicht verabreicht man Ihnen auch einen Einlauf, um Ihren Darm zu leeren – jeder Millimeter Platz in Ihrem Becken ist kostbar! Bei der Untersuchung wird sowohl die Scheide als auch der Unterleib überprüft. Bei der Unterleibsuntersuchung wird die Lage des Kindes durch Abtasten seines Rückgrats, seines Gesäßes und seines Kopfes festgestellt, obwohl letzterer sich nicht mehr befühlen läßt, nachdem er erst einmal ins Becken gerutscht ist. Der Herzschlag wird mit einem Stethoskop oder einem Fetoskop (trompetenförmiges Instrument) überprüft. Irgendwann werden Sie auch an den Wehenschreiber angeschlossen. Dieses Gerät zeichnet den Herzschlag des Kindes auf und mißt gleichzeitig Stärke und Häufigkeit der Wehen. Das Ganze verläuft völlig schmerzfrei und Sie brauchen sich nicht davor zu fürchten.

Krankenhäuser sind sehr sterile Orte, und es kann sein, daß Ihnen dort alles etwas angsteinflößend erscheint, vor allem dann, wenn Sie Kliniken generell nicht mögen. Manchmal löst schon der bloße Gedanke daran, mit heranrückendem Termin ins Krankenhaus zu müssen, Angst, Bangigkeit und Sorge aus. Das kann sich nach der Aufnahme noch weiter steigern, vor allem dann, wenn man Sie nicht darauf vorbereitet hat, was Sie erwartet. Es gibt drei Essenzen, die in einem solchen Fall hilfreich sind: *Mimulus* gegen die Furcht vor bekannten Dingen

(Krankenhäuser, Schmerz und so weiter); *Aspen* gegen die unspezifische Furcht vor dem Unbekannten, gegen Bangigkeit oder Angst. Das dritte Mittel ist *White Chestnut*, das gegen aufdringliche, immer wiederkehrende Gedanken wirkt, so etwa, wenn die «Mühle» Ihrer Sorgen sofort wieder losgeht, sobald Sie in einer Tätigkeit innehalten und sich eine Pause gestatten. *White Chestnut* ist hervorragend geeignet, solchen ausufernden Gedanken die Zügel anzulegen und die Seelenruhe wiederherzustellen.

Manche Krankenhäuser bieten auch Zimmer mit Partnerbett an, ein durchaus akzeptabler Kompromiß zwischen Heim und Klinik. Diese Zimmer bieten die Bequemlichkeit und Abgeschiedenheit eines gemütlich eingerichteten Schlafzimmers, während draußen vor der Tür sämtliche Annehmlichkeiten eines Krankenhauses zur Verfügung stehen.

Wenn die Wehentätigkeit beginnt, ziehen sich die Gebärmuttermuskeln zusammen, drücken gegen den Embryo und pressen ihn nach unten. Im allgemeinen sind die Kontraktionen am Anfang schwach und werden mit der Zeit immer stärker. Sie werden auch häufiger und dauern länger, angefangen bei einer Wehe von zwanzig Sekunden Dauer etwa alle zwanzig Minuten, bis zu drei bis vier Wehen alle zehn Minuten, die jeweils ungefähr eine Minute andauern. Mit jeder Wehe verkürzen sich die Muskelfasern, so daß die Gebärmutter immer kleiner wird. Die Wehen kommen in Wellen, die oben beginnen, wo sie am kräftigsten sind, und sich nach unten ausbreiten, wo sie schwächer werden, damit sich der untere Teil des Körpers, darunter auch die engen Muskelringe um den Gebärmutterhals, entspannt. Diese beharrlichen Wehenschübe bewirken die Weitung des Zervikalkanals, durch den das Baby entbunden wird. Wenn die Hebamme die Frau während der Wehen untersucht, kann sie den Durchmesser des Gebärmutterhalses mit den Fingern abmessen und daran erkennen, wie weit die Geburt fortgeschritten ist. Der Gebärmutterhals wird eine Gesamtöffnung von ungefähr zehn Zentimetern erreichen. Die ersten drei Zentimeter dauern recht lange, bis die

Wehen sich eingespielt haben, doch danach öffnet sich der Hals um etwa einen Zentimeter pro Stunde. Während die Weitung ihrem Maximum entgegenstrebt, kann der Drang zu pressen, geradezu überwältigend werden. Manchmal fordert die Hebamme Sie dann auf, «noch nicht zu pressen» – eine schier unmögliche Forderung! Der Grund dafür ist, daß sich der Gebärmutterhals noch nicht weit genug geöffnet hat und der ihn umgebende Muskelring immer noch hervorragt. So besteht das Risiko, daß er Schaden erleiden könnte, wenn er mit zuviel Druck belastet wird. Mit der Öffnung des Gebärmutterhalses wird der blutige Schleimpropf ausgestoßen, der diesen während der Schwangerschaft verschlossen hat. Häufig ist dies das erste Zeichen für den Beginn der Wehen; es kann aber auch ein plötzliches Gefühl der Nässe sein, das darauf hinweist, daß die Fruchtblase geplatzt und etwas von dem Fruchtwasser entwichen ist. Viele Frauen, die das erleben, machen sich nun Sorgen, daß das *gesamte* Fruchtwasser entwichen sei und der Embryo nicht mehr in seiner schützenden Flüssigkeit ruhe. Die Nässe kommt jedoch von einer kleinen Menge Fruchtwasser, die sich vor dem Kopf des Kindes festgesetzt hat (siehe Abbildung). Es läßt sich nicht vorhersehen, welches Anzeichen zuerst kommt, die Wehen, der Schleimpfropf oder das Fruchtwasser. Jede Frau und jede Schwangerschaft ist anders.

Die Weitung des Gebärmutterhalses während der Wehen

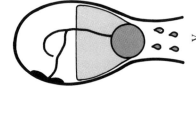
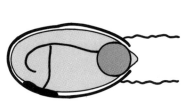
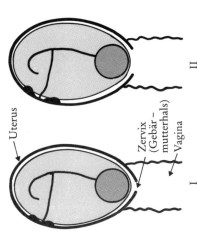

I
Zu Beginn der Wehen ist der Gebärmutterhals noch geschlossen

→ Uterus

→ Zervix (Gebärmutterhals)
→ Vagina

II
Bald öffnet sich der Gebärmutterhals und läßt den oft blutbefleckten Schleimpfropf austreten

III
Während das Kind durch Zusammenziehung des Uterus nach unten gepreßt wird, wird etwas Fruchtwasser zwischen Gebärmutterhals und Kopf des Kindes isoliert

IV
Die Fruchtblase platzt und die Fruchtwassertasche leert sich

V
Der Gebärmutterhals (-kanal) hat sich voll geöffnet und einen freien Schacht hergestellt, durch den das Kind nach unten austritt

Die Phase vom Einsetzen der regelmäßigen Wehen bis zur völligen Weitung der Gebärmutteröffnung bezeichnet man als Eröffnungsphase. Bei einer Erstgeburt dauert sie im Schnitt zwischen sechs und zwölf Stunden. Frauen, die schon einmal ein Kind geboren haben, durchlaufen die erste Stufe sehr viel schneller, in nur ungefähr vier bis acht Stunden. Allerdings gibt es immer Ausnahmen von der Regel. Ich erinnere mich an meine eigene Zeit als Hebammenschülerin: Da betreuten wir eine Frau, die bereits ihr fünftes Kind gebar. Mit Beginn der Wehen kam sie sofort ins Krankenhaus, und das war auch gut so, denn das Kind kam bereits, bevor sie auch nur Gelegenheit gehabt hatte sich umzuziehen! Meine Aufgabe bestand darin, sie beim Eintreffen in Empfang zu nehmen, und auf dem Weg zur Station raste mir das Herz, als ich mir die schreckliche Szene ausmalte, wie ich die erste Entbindung meines Lebens durchführte! Sie können sich vorstellen, wie ich mich fühlte, als sie plötzlich sagte, daß sie pressen müsse – und *Rescue Remedy* hatte ich auch nicht dabei!

Die zweite Phase der Entbindung (Austreibungsphase) beginnt mit der vollen Öffnung des Gebärmutterhalses und endet mit der Geburt des Kindes. Bei Erstgebärenden dauert diese Phase zwischen einer halben und einer Stunde, während Frauen, die zum wiederholten Mal entbinden, nur 5 Minuten brauchen. In diesem Stadium sind die Kontraktionen der Gebärmutter am stärksten, und der Säugling wird durch den geöffneten Kanal gepreßt, der die Gebärmutterhöhle mit der Außenwelt verbindet.

Die dritte Phase der Niederkunft beginnt mit der Geburt des Babys und endet mit der Ausscheidung des Fruchtkuchens. Das dauert nur zwischen drei und zehn Minuten und wird meistens kaum bewußt wahrgenommen, denn die stolze Mutter ist viel zu erfreut (und erschöpft), um davon Notiz zu nehmen.

Es dürfte wohl die Eröffnungsphase sein, in der die Bachblütenessenzen am meisten gebraucht werden, vor allem *Rescue Remedy*. Es läßt sich nicht leugnen, daß Wehen schmerzhaft sind. Je stärker sie werden, desto heftiger wird auch der

Schmerz. In den Geburtsvorbereitungskursen oder in der Schwangerschaftsgymnastik werden Sie Atemtechniken gelernt haben, die es Ihnen ermöglichen sollen, die Beherrschung zu behalten und mit der Einstellung an die Sache heranzugehen, daß der Geist über die Materie regiert. Allerdings bedarf es schon einer sehr großen Selbstbeherrschung, um die ganze Zeit ruhig zu atmen, und es fällt nur zu leicht, den schier überwältigenden Krämpfen und dem Schmerz nachzugeben. Dann wird die Geburt allerdings tatsächlich zur Tortur, und die Verzweiflung, nicht zu wissen, ob sie jemals endet, kann sehr qualvoll sein. Möglicherweise schleichen sich sogar Gefühle des Zorns, des Grolls oder gar des Hasses gegen die Hebamme und das ungeborene Kind – die Ursache des Schmerzes – ein. Ironischerweise behindern aber gerade dieser Streß, diese Verspannung, die Panik und der Kontrollverlust die Niederkunft, weil sich geistige Angespanntheit in körperliche Verspannung verwandelt. Wie wir gesehen haben, wird bei einer Wehe der untere Teil des Uterus einschließlich des Gebärmutterhalses weicher und entspannter. Wenn sich die Muskelfasern aufgrund der Gefühlswallungen nun wieder verspannen und starr werden, wirkt das der Erweichung und Öffnung des Gebärmutterkanals entgegen.

Es ist klar, daß dieser Kreislauf durchbrochen werden muß. Eine Linderung des Schmerzes reduziert die körperliche Anspannung, wodurch wiederum ein Teil der emotionalen Spannung genommen wird, und es gibt nicht den geringsten Grund, sich schuldig oder schwach zu fühlen, wenn man etwas gegen den Schmerz braucht. Jede von uns hat ihre eigene Schmerzschwelle, und manche Frauen können eben weniger Schmerz ertragen als andere. Das ist kein Zeichen von Schwäche oder Stärke, es zeigt nur einen genetischen Unterschied auf – so wie manche Menschen eben einen größeren Appetit haben als andere. Die geistige Einstellung dagegen ist ein außerordentlich wichtiger Faktor, und wenn wir dem Gemüt dazu verhelfen, gelassen zu bleiben und die Beherrschung zu bewahren, kann dies auch dazu beitragen, die Ereigniskette zu durchbrechen, die sich schnell als kontraproduktiv erweist, wenn Furcht und Sorge die Oberhand gewinnen. In solchen Zeiten stellt *Rescue Remedy* das ideale Gegenmittel dar. Vier Tropfen auf ein Glas Wasser, aus dem Sie während der Eröffnungsphase immer wieder einen Schluck trinken, helfen, den Schock und die Panik zu lindern und allgemeine Beruhigung herzustellen. Dadurch wird die Entbindung zwar nicht gänzlich schmerzfrei verlaufen, aber da Ihnen die Essenz hilft, geistig die Beherrschung zu behalten, vermindert sie den Gefühlsstreß.

Bei Bedarf kann *Rescue Remedy* auch nach Geburt des Kindes verabreicht werden, um dem Organismus bei seiner Wiederherstellung zu helfen. Auch *Walnut* ist in diesem Stadium hilfreich, weil es für Phasen des Wandels geeignet ist, und weil die Geburt eines Kindes eine der dramatischsten Veränderungen mit sich bringt, die Ihr Körper überhaupt durchmachen kann. Auch für Ihr neugeborenes Kind ist dies eine Phase nachhaltiger Veränderungen, und wenn Sie stillen, wird Ihr Baby ebenfalls in den Genuß der Essenz gelangen.

Wenn Sie Ihr Baby erst einmal sicher im Arm halten, wird die Erinnerung an die Wehen, den Schmerz und die Qual schon bald verblassen und einem neuen Gefühlsschwall weichen – dem Staunen und der reinen Freude der Mutterschaft. Das ist in der Tat ein wunderbarer Augenblick, und ich erinnere mich selbst noch lebhaft an das erste Baby, dessen Entbindung ich miterlebte. Es war das Wunderbarste und Schönste, was ich je gesehen hatte, und es erfüllte mich mit Demut, mit eigenen Augen die unglaubliche Gewaltigkeit und Vollständigkeit der Natur zu sehen: so komplex und so ehrfurchtgebietend in ihrer Schlichtheit.

Wen Gottes Strahlen
hell bescheinen,
der schaut das Große
auch im Kleinen.
Piet Hein, 1959

Nach der Entbindung

Bisher haben wir uns mit Ausnahme einiger weniger Komplikationen mit der normalen, gesunden Schwangerschaft befaßt, die mit der Geburt eines normalen, gesunden Babys endet, das gewollt und willkommen ist. So sollte es idealerweise sein, und meistens ist es auch so, doch selbst unter solch glücklichen Bedingungen kann es geschehen, daß die Euphorie der ersten Tage, bedingt durch die schnelle Senkung des Progesteron- und Östrogenspiegels, nachläßt und in die berüchtigte «Wochenbettdepression» umschlägt. Es ist von Frau zu Frau unterschiedlich, wie schwer diese Depression sich ausprägt und wie lange sie vorhält. Meistens vergeht sie nach ein paar Tagen wieder, und manche Frauen leiden überhaupt nicht darunter, doch kann sie auch sehr viel länger dauern und sich in seltenen Fällen zu einer Wochenbettpsychose entwickeln. Um die Begriffe brauchen wir uns hier keine Gedanken zu machen, wichtig ist nur, mit dieser Niedergeschlagenheit umgehen zu können, wenn sie auftaucht. Hier steht die Frage im Vordergrund, was Sie tun können, um sich selbst zu helfen. Obwohl die Bachblütenessenzen sehr sanft wirken, können sie doch eine große Hilfe sein, und wenn man sie einnimmt, bevor die Depression sich richtig ausbreiten kann, um so besser.

Wir sind alle individuelle Persönlichkeiten mit eigenem Charakter, und daher sollten wir uns selbst auch individuell behandeln und die Essenzen in Übereinstimmung damit aussuchen, *wer* wir sind, *wie* wir sind und *weshalb* wir uns fühlen, wie wir uns fühlen. Depression ist ein sehr allgemeiner Begriff – er ist ziemlich unspezifisch und beschreibt das Gefühl auf der persönlichen Ebene nicht genauer. Er kann für verschiedene Menschen ganz unterschiedliche Bedeutungen haben. Manche verstehen darunter, in schlechter Stimmung zu sein, gereizt oder allem überdrüssig; andere definieren Depression als Selbstmitleid; wiederum andere lassen lediglich die an Suizid grenzende Verzweiflung als Depression gelten. Das Wort selbst bedeutet Niedergeschlagenheit – wenn man sich also am

Boden und unglücklich fühlt. Dafür kann es jede Menge verschiedenster Gründe geben, und es muß nicht einmal einen zwingenden Grund geben, denn die Depression kann auch ohne erkennbare Ursache aus heiterem Himmel auftauchen und genauso schlimm sein, wenn nicht sogar noch schlimmer. Die klassische postnatale Depression scheint aus keinem erkennbaren Grund aufzutreten. Oft überschattet sie jene Frauen mit einer Wolke der Düsterkeit, die überglücklich mit ihrem Kind sind und einen liebevollen Ehemann und ein sicheres Zuhause haben. Diesen Frauen fällt es besonders schwer, zu begreifen, was mit ihnen geschieht, weil sie keinerlei Ursache für die Depression sehen und sie daher nicht so leicht akzeptieren können. Das Mittel gegen diese Art von Depression ist *Mustard*. Es kann die dunkle Wolke auf sanfte Weise vertreiben, bis das Glück wieder eingekehrt ist. Wenn der Grund für die Depression jedoch bekannt ist, wenn Sie beispielsweise genäht wurden und dies Ihnen Unbehagen bereitet, oder wenn Ihr Baby eine Zeitlang auf die Kinderstation muß, wenn Sie länger im Krankenhaus bleiben müssen als Sie ursprünglich wollten, oder wenn Ihr Ehemann/Partner Ihnen gerade mitgeteilt hat, daß der Wagen zusammengebrochen ist und sich nicht mehr reparieren läßt; wenn Sie enttäuscht oder entmutigt sind, dann ist *Gentian* das Mittel, das Sie neuen Mut fassen und bejahender an die Dinge herangehen läßt. Wenn die Ursache für die Depression etwas Tiefergehendes ist, etwas Ernsthafteres, das Sie mit Verzweiflung erfüllt, dann ist *Sweet Chestnut* das Mittel, das Ihnen hilft. Wenn Ihnen die Depression angst macht, Sie könnten den Verstand verlieren, oder wenn Sie deswegen den Drang verspüren, sich selbst oder Ihrem Baby etwas anzutun, hilft *Cherry Plum*, solche intensiven und beängstigenden Gefühle zu lindern. Wenn Sie wegen solcher Empfindungen Schuldgefühle entwickeln sollten, kann *Pine* Ihnen helfen. Wenn Sie das Gefühl haben, nicht «geerdet» zu sein und wie in einer Traumwelt zu leben, so als sei alles, was um Sie herum geschieht, nicht wirklich, als hätten Sie den Bezug zur Realität verloren, dann ist *Clematis* angezeigt. *Clematis* ist ebenfalls indiziert, wenn Ihre Einbildungskraft mit Ihnen durchgeht und Sie in eine Phantasiewelt abgleiten. Diese Essenz bringt Sie ins Hier und Jetzt zurück, damit die kostbaren Augenblicke mit Ihrem neugeborenen Kind nicht unbeachtet verstreichen.

Es ist ganz natürlich, daß Sie sich um Ihr Baby sorgen, aber wenn Sie *überbesorgt* sind und regelrecht um das Wohlergehen Ihres Kindes bangen, wird Ihnen *Red Chestnut* helfen, diese Ängste zu beschwichtigen und ins rechte Lot zu bringen. Auch *Star of Bethlehem* ist ein sehr segensreiches Mittel, dessen Einnahme überlegenswert scheint. Es ist gegen Schock und hilft Ihnen, sich zu erholen, vor allem dann, wenn die Entbindung traumatisch verlief. Es kann auch Ihrem Baby helfen, den Schock einer schwierigen Geburt zu lindern, und in Kombination mit *Walnut* wird es ihm den Übergang in unsere Welt erleichtern.

Wenn Sie genäht wurden, ist es wichtig, daß Sie die betroffene Partie sauber und trocken halten, um Infektion zu vermeiden. Geben Sie ein paar Tropfen *Rescue Remedy* und *Crab Apple* ins Wasser, wenn Sie ein Sitzbad nehmen oder sich waschen. *Rescue Remedy* lindert das Trauma, und *Crab Apple* fungiert als Reiniger, was Ihre natürlichen Heilkräfte fördert. *Rescue Remedy Creme* fördert den Heilungsprozeß zusätzlich.

Die natürlichste und beste Ernährung für das Kind ist das Stillen. Muttermilch enthält alle erforderlichen Nährstoffe im richtigen Verhältnis, genau wie es der Säugling in den ersten Lebenswochen braucht. Nicht jede Frau kann problemlos stillen, und es hat auch nicht jede Frau genug Milch, um ihr Kind zufriedenzustellen. Wenn es aber möglich ist, geben Sie Ihrem Säugling durch das Stillen nicht nur genau die Nahrung, die für ihn bestimmt ist, Sie haben darüber hinaus auch noch die Befriedigung, mit ansehen zu können, wie Ihr Kind durch die Nahrung wächst, die Sie selbst ihm zur Verfügung gestellt haben. Die Nähe und die besondere Beziehung, die Sie dadurch aufbauen, wird das Band zwischen Ihnen und Ihrem Kind festigen. Wenn Sie aber aus irgendeinem Grund nicht stillen können, sollten Sie sich deshalb nicht schuldig fühlen oder sich Vorwürfe machen. Nicht jede Frau empfindet das Stillen als angenehm, und für manche ist es sogar regelrecht unerträglich. Wenn dem so ist, halte ich nichts davon, die Angelegenheit zu forcieren, weil das alles nur noch schlimmer machen würde. Wenn Sie gestreßt sind oder unter Druck stehen, wird Ihr Baby Ihre Unruhe spüren und ebenfalls unruhig werden. Dann wird die Fütterung zu einer regelrechten Qual. Wenn Sie Schuldgefühle haben, weil Sie nicht stillen können oder wollen, kann *Pine* Ihnen helfen, die Selbstvorwürfe auszuräumen.

In den ersten zwei bis drei Tagen nach der Geburt wird nur eine geringe Menge milchiger Substanz produziert. Dieses erste Drüsensekret bezeichnet man als Kolostrum (Vormilch), und obwohl es nicht in großen Mengen produziert wird, ist es doch sehr nahrhaft und enthält Antikörper, die Ihr Baby vor Infektionen schützen. Erst um den dritten Tag herum «schießt» die Milch ein. Dann können sich Ihre Brüste wegen der sich ausdehnenden Milchzellen und dem Blutstau in den Adern ziemlich wund anfühlen. Hat das Stillen und damit auch der Milchfluß aber erst einmal begonnen, fühlen sich auch die Brüste wieder angenehmer an.

Wenn Ihre Brustwarzen wund werden, kann dies daran liegen, daß das Baby den Mund nicht richtig an Ihre Brust legt. Dann ergreift es mit den Lippen möglicherweise nur die Brustwarze und nicht den Warzenhof, oder es saugt einfach nur zu eifrig! *Rescue Remedy Creme* ist aufgrund ihrer lindernden und heilenden Eigenschaften ganz besonders hilfreich bei wunden Brustwarzen. Tragen Sie die Creme so oft auf wie nötig, vor allem aber unmittelbar nach dem Stillen und abends vor dem Schlafengehen. Vor dem Füttern reinigen Sie Ihre Brüste einfach mit klarem Wasser, dadurch entfernen Sie auch Cremerückstände.

Kapitel 5

WENN DIE SCHWANGERSCHAFT NICHT PLANMÄSSIG VERLÄUFT

In diesem Kapitel werden wir einige Aspekte der Schwangerschaft und der Entbindung behandeln, die nicht so glücklich beginnen oder enden, sowie das emotionale Durcheinander, das damit einhergeht.

Die ungewollte Schwangerschaft

Im zweiten Kapitel haben wir erwähnt, daß die größte Furcht in unserer ersten ernsthaften Partnerbeziehung die vor dem Schwangerwerden ist. Diese Furcht befällt allerdings nicht nur junge Frauen, sie kann auch noch bei Frauen in den Dreißigern und Vierzigern präsent sein. Nicht jede Frau will Kinder haben, und es gibt außerdem noch jede Menge andere Gründe für eine solche Furcht. Das kann die Angst vor den körperlichen Veränderungen sein, vor Unbehagen oder Schmerz, vielleicht wird die Schwangerschaft aber auch als Bedrohung für die Karriere, die Freiheit oder den Lebensstil angesehen; möglicherweise würde sie auch zu einer finanziellen Überlastung führen.

Wenn sich die Schwangerschaft also zu einem Zeitpunkt einstellt, da Sie wirklich nicht schwanger werden wollen, kann die Nachricht vernichtend wirken und alle möglichen Gefühle in Ihnen auslösen. Das erste wird höchstwahrscheinlich Schock, Entsetzen oder Unglauben sein. *Star of Bethlehem* kann dieses Anfangstrauma lindern helfen. Es können Gefühle des Zorns, gemischt mit Sorge und Bangigkeit, folgen, sowie Ratlosigkeit darüber, wie nun zu verfahren sei; und wenn der erste Schreck verdaut ist, wird die Realität der Situation offenbar – und welche Konsequenzen sie hat. Je nach Situation, Stabilität der Beziehung und Gefühlslage des Partners wird diese Diagnose manche Frauen vor schwierigere Probleme stellen als andere. Viele Paare werden sich darauf einstellen und sich an den Gedanken gewöhnen; vielleicht führt das Aufwallen mütterlicher Gefühle zu einer anderen Lebenssicht. Bei anderen wird das nicht der Fall sein. Vielleicht kommt es zum Streit, wenn ein Partner überrascht, aber erfreut ist und sich mit den Gegebenheiten abfinden will, während der andere darauf beharrt, daß ein Kind nur ein Störfaktor ist und das Ende der Beziehung bedeutet. Ein Streit über eine derart wichtige Angelegenheit kann selbst die intakteste Beziehung belasten und eine Katastrophe für labilere Partnerschaften bedeuten. Auch wenn es am Anfang explosive Gefühle auslösen mag, handelt es sich hier doch um ein Thema, das beide Partner miteinander durchdiskutieren sollten, und zwar rational und ernsthaft. Immerhin geht es um ein neues Leben, um ein Leben, das bereits begonnen hat, das aber auch Ihr eigenes beeinflussen wird; es bedarf keiner besonderen Erwähnung, daß Sie sich, gleich, wie Sie entscheiden mögen, Ihren Entschluß reiflich überlegen sollten. Es ist eine Sache, sich eine Situation nur hypothetisch vorzustellen, und eine völlig andere, persönlich davon betroffen zu sein. Dabei ist es alles andere als ungewöhnlich, wenn Sie die Feststellung machen, daß das logische Denken und die klare Nüchternheit Sie im Stich gelassen haben, und daß Sie allen Bemühungen zum Trotz nur noch Panik, Verzweiflung, wilde Phantasien und Verwirrung erfahren. In einem solchen Zustand ist es wirklich schwierig, weitsichtig genug zu bleiben, um überhaupt eine Entscheidung zu fällen, ganz zu schweigen die richtige.

In Wirklichkeit gibt es nur zwei Möglichkeiten. Die eine besteht darin, die Schwangerschaft zu akzeptieren, die eigenen Lebenspläne umzugestalten und ein Baby (oder womöglich noch ein weiteres) miteinzubeziehen. Die zweite Möglichkeit besteht darin, die Schwangerschaft abbrechen zu lassen. Das mag sich ziemlich kaltschnäuzig anhören, vielleicht sogar wie Schwarzmalerei, und in der Tat kann die Situation viel differenzierter scheinen. Möglicherweise gibt es um Ihre Entscheidung herum noch jede Menge Grauzonen, aber unter dem Strich läuft doch alles darauf hinaus, daß Sie zwischen diesen beiden Alternativen wählen müssen. Es ist eine schwerwiegende Entscheidung, die ironischerweise einerseits nach gründlicher Überlegung verlangt und andererseits schnell getroffen werden muß, häufig ohne daß noch Zeit genug bleibt, um sie sorgfältig zu überdenken. Wenn Sie sich nämlich zu einem Schwangerschaftsabbruch entscheiden sollten, muß dieser möglichst früh erfolgen, idealerweise innerhalb der ersten zwölf Wochen. Wenn Sie zu den Frauen gehören, die sich ihre Menstruationsdaten nicht sorgfältig notieren, kann es vorkommen, daß Sie erst nach mehreren Wochen von Ihrer Schwangerschaft erfahren, und dann stehen Sie nicht nur vor einer allesentscheidenden Wahl, Sie müssen diese auch noch treffen, während Sie möglicherweise noch völlig benommen von dem Schock der Nachricht über Ihre Schwangerschaft sind.

Wenn Sie nicht schwanger sein wollen, wenn Sie kein Baby haben möchten, dann bleibt Ihnen logischerweise nichts anderes als der Schwangerschaftsabbruch. Allerdings kann es auch sein, daß Sie einen Abbruch der Schwangerschaft zwar begrüßen würden, dies aber aus religiöser Überzeugung oder aufgrund moralischer Wertvorstellungen für keine machbare Option halten. Alle Frauen, alle Paare haben ihre eigenen Vorstellungen und Ansichten, wann das Leben tatsächlich beginnt, und so halten manche die Abtreibung für etwas Widerliches, Falsches, Böses; für andere existiert zu diesem Zeitpunkt lediglich ein Zellklumpen oder ein früher Embryo, den man noch nicht ernsthaft als «lebendig» bezeichnen kann – ganz sicher wäre er in diesem Zustand noch nicht aus eigener Kraft überlebensfähig. Für letztere Menschen stellt sich möglicherweise gar nicht erst die Frage, ob ein Schwangerschaftsabbruch moralisch verwerflich ist oder nicht.

Wenn Sie feste Prinzipien haben, sei es in die eine oder in die andere Richtung, wird Ihnen die Entscheidung nicht allzu schwerfallen. Wenn Sie sich allerdings hin- und hergerissen fühlen zwischen dem, was Sie Ihrer Meinung nach tun sollten, und dem, was Sie eigentlich tun *wollen*, können Sie in ein schlimmes Dilemma geraten. Wenn Sie die Sache mit gesundem Menschenverstand angehen, werden Sie Ihre Zukunft, Ihre Karriere, Ihre Unabhängigkeit und so weiter in Ihre Überlegungen mit einbeziehen; sollten Sie dennoch Zweifel haben, wird die Entscheidung für einen Schwangerschaftsabbruch einer Menge Selbstbestätigung, Gegenargumente, Abwägungen von Vor- und Nachteilen und so weiter bedürfen, bis Sie davon überzeugt sind, daß es wirklich auch das ist, was Sie *wollen*, daß es ohne jeden Zweifel das Beste ist. Der Strudel der Gefühle kann extrem stark sein und Sie allzu leicht mit sich reißen. Wenn Ihr Herz «nein» sagt, dürfte es später sehr schwierig sein, sich mit der vollzogenen Abtreibung abzufinden, selbst nachdem alles vorüber ist. Danach wird nichts mehr ganz so sein wie früher, die Uhr läßt sich nicht zurückdrehen, und sich vorzumachen, daß dies doch möglich sei, könnte der schlimmste Fehler sein, den Sie nur begehen können. Schuldgefühle und Trauer können manche Frauen geradezu überwältigen, und selbst wenn Sie eine eindeutige Entscheidung getroffen haben, kann diese dennoch die unerwartetsten Gefühle auslösen. Manchmal wirken solche Gefühle noch jahrelang nach und werden niemals richtig überwunden. Dann fühlen Sie sich davon heimgesucht, bekommen es mit etwas zu tun, das unentwegt im Hintergrund präsent ist. Dennoch gibt es Umstände, die einer Frau diese schwierige Entscheidung abverlangen; Umstände, die das Leben aller Beteiligten, auch das des neuen Babys gefährden oder mindestens belasten und unglücklich machen würden. So kann es vorkommen, daß Sie sich für einen Abbruch der Schwangerschaft entscheiden müssen, nicht etwa weil Sie dies wünschen, sondern weil Sie genau wissen, daß es für alle Beteiligten von Nachteil wäre, sie fortzusetzen. Vielleicht müssen Sie diese Entscheidung aber auch treffen, weil sonst Ihre eigene Gesundheit gefährdet wäre oder weil das Kind auf die eine oder andere Weise geschädigt oder behindert zur Welt käme. Unter solchen Umständen kann die Entscheidung zur Abtreibung äußerst dramatisch sein und Sie in tiefe Verzweiflung stürzen. Damit werden wir uns später in diesem Kapitel noch eingehender befassen.

Aus welchem Grund auch immer Sie sich zu einem Schwangerschaftsabbruch entschließen, die damit zusammenhängenden Gefühle sind möglicherweise immer dieselben, und weil sie so mächtig sind, können sie auch länger andauern. Immerhin gibt es einige Bachblütenessenzen, die bei solchen Gefühlen hilfreich sind, und wenn Sie die richtige zur richtigen Zeit einnehmen, läßt sich viel von der emotionalen Qual vermeiden und durch eine bejahendere Herangehensweise an die Zukunft ersetzen.

Pine ist das Mittel bei Schuldgefühlen; *Star of Bethlehem* wird bei Schock und Trauer gegeben, bei Gefühlen, die überwältigend werden können, wenn man ihnen unvorbereitet begegnet; *Crab Apple* ist angezeigt bei Selbsthaß, Selbstekel und dem Gefühl, unrein, befleckt oder von außen an etwas gehindert worden zu sein. Dies sind Mittel, die *nach* dem Abbruch angezeigt wären, doch richten wir unsere Aufmerksamkeit noch einmal auf die dem Abbruch vorhergehenden Wochen, also auf jene Zeit, in der Sie versuchen, zu einer klaren Entscheidung zu kommen. In dieser Zeit können die Mittel am meisten Linderung bringen, weil sie Gelegenheit haben, präventiv zu wirken, indem sie Ihnen gestatten, mit Ihren Gefühlen klarzukommen – der erste Schritt, um Ihre Entscheidung mit Zuversicht und innerer Ruhe zu fällen. Dadurch wird jede Turbulenz ausgeschlossen, die sonst folgen würde.

Bei der Auswahl der Mittel sollten nicht nur jene berücksichtigt werden, die für die jeweils aktuellen Stimmungen und Emotionen zuständig sind, sondern auch jene, die Ihr Grundtemperament berücksichtigen, weil es zweifellos an Ihrem Charakter und an Ihrer Persönlichkeit liegt, daß das Dilemma überhaupt aufgetreten ist.

Crab Apple: wenn Sie das unbehagliche Gefühl haben, daß etwas in Ihnen heranwächst, das Sie nicht mögen, so als seien Sie der Wirtskörper eines Parasiten.

Star of Bethlehem: gegen den Schock der plötzlichen, unerwarteten Erkenntnis; gegen das Gefühl der Bestürzung oder Taubheit.

Scleranthus: wenn Ihnen Entscheidungen schwerfallen, wenn Sie erst eine Option in Erwägung ziehen und dann die andere, ohne sich zwischen beiden entscheiden zu können. *Scleranthus* ist das Mittel gegen dieses geistige Hin und Her. Es hilft Ihnen, sich ein für allemal für die eine oder andere Alternative zu entscheiden.

Cerato: wenn Sie eine Entscheidung getroffen haben, vielleicht auch unterbewußt, ihr aber mißtrauen; wenn Sie nicht genug an sich selbst glauben, um sich uneingeschränkt auf die eigene Entscheidung zu verlassen. Dann ertappen Sie sich dabei, wie Sie jemand anderen nach seiner Meinung fragen wollen und auf jemanden oder etwas hoffen oder warten, der oder das die Entscheidung für Sie fällen kann. In diesem Gemütszustand kann es vorkommen, daß Sie den Rat anderer annehmen oder mehr auf die Meinung anderer geben als auf Ihre eigene Intuition, obwohl es nicht zu Ihrem eigenen Vorteil ist. Bei dieser Art von Selbstzweifel verhilft die Essenz *Cerato* Ihnen zu größerer Selbstsicherheit und innerer Klarheit.

Walnut: wenn Sie normalerweise durchaus konsequent Ihren Weg verfolgen und genau wissen, was Sie wollen, wohin Sie gehen und was Sie tun werden, sich in solchen Zeiten aber doch von der Meinung anderer beeinflussen lassen. Nicht daß Sie andere nach ihrer Meinung gefragt hätten wie bei *Cerato*, sie wurde Ihnen vielmehr aufgezwungen. Dennoch können Sie sie dann nicht einfach wieder abschütteln, weil sie Sie offenbar von Ihrer gewöhnlichen Klarheit und Ihrem festgelegten Weg abgelenkt hat. *Walnut* ist das Mittel, das Ihnen hilft, solchen Einflüssen von außen zu widerstehen und sich vor ihnen zu verschließen. Es ist auch recht hilfreich in Zeiten des Wandels und der Anpassung; wenn Sie also Schwierigkeiten haben sollten, mit der Nachricht von Ihrer Schwangerschaft zurechtzukommen, oder wenn es Ihnen schwerfällt, zu der Entscheidung zu stehen, die Sie getroffen haben, wird *Walnut* Ihnen zu Ruhe und Gelassenheit verhelfen.

Centaury hilft Frauen, die sich leicht vom starken Willen anderer dominieren lassen; die stärkeren Charakteren nachgeben und in einer Situation wie dieser feststellen, daß jemand anders die Entscheidung für sie getroffen hat – vielleicht ein Elternteil oder ein Partner mit stärker ausgeprägter Persönlichkeit. *Centaury* ist das Mittel, das sanften Frauen dieser Art größere Kraft verleiht, damit sie für sich selbst eintreten und auch tun, was *sie* wollen, und nicht das, was ein anderer für das Beste hält.

Mimulus: ein Mittel gegen die Furcht vor bekannten Dingen, gegen Nervosität oder Schüchternheit. Es hilft nicht nur Frauen, die diese Charakterzüge aufweisen, sondern allen, die unter Angst leiden – unter der Angst, einen Fehler zu begehen, der Furcht, einer Situation nicht gewachsen zu sein, oder davor, sich jemandem anzuvertrauen, weil dessen Reaktion unangenehm sein könnte. Dieses Mittel verleiht sanften Mut, derlei Befürchtungen und Ängste zu überwinden, sie ins rechte Licht zu rücken und sich ihnen mit größerer Zuversicht und Selbstsicherheit zu stellen.

Aspen: ebenfalls ein Mittel gegen Furcht, doch ist es eher bei allgemeiner Bangigkeit angezeigt – bei vagen, unbekannten Ängsten, die nicht klar definiert sind, aber äußerst unangenehm werden können und sich schon allein dadurch verschlimmern, daß ihre Ursache nicht zu ermitteln ist.

Elm ist für Frauen, die normalerweise fähig und selbstsicher sind und Verantwortung übernehmen können, sich aber von der gewaltigen Verantwortung überfordert fühlen, die das Heranwachsen eines neuen Lebens und die Entscheidung über seine Zukunft mit sich bringen. Zweifel an der eigenen Belastbarkeit tauchen auf und sie verlieren den Glauben an sich selbst. *Elm* hilft, Selbstvertrauen und Leistungsfähigkeit wiederherzustellen und erneut das Gefühl zu entwickeln, die Situation in der Hand zu haben.

Gentian: gegen die Enttäuschung und die Niedergeschlagenheit, die von der Situation oder den sie bestimmenden Umständen hervorgerufen wurden. Diese Essenz verleiht Mut und fördert eine positivere Sicht der Dinge.

Wenn Sie die richtige Essenz oder Mischung von Essenzen einnehmen, werden Sie bald wieder klarer sehen und möglicherweise erkennen, daß es im Augenblick zwar nicht sonderlich opportun erscheinen mag, ein Kind auszutragen, daß es sich aber mit ein wenig Flexibilität durchaus machen läßt. Wenn Sie sich erst einmal mit dem Gedanken vertraut gemacht haben, kann die Aussicht auf eine Schwangerschaft Sie durchaus mit Freude erfüllen. Es kann sein, daß Sie Ihren Zustand als Segen zu sehen beginnen, als etwas, das Ihr Leben bereichert. Umgekehrt können Sie auch zu der Entscheidung gelangen, daß Sie ganz bestimmt kein Kind haben wollen, und für diese ebenso zuversichtlich und selbstsicher eintreten. Gleich wie Sie sich entscheiden, es wird Ihnen leichter fallen, die für *Sie* richtige Entscheidung zu fällen, wenn Sie die Dinge klarer sehen können – ohne Bedauern, ohne Zweifel und somit auch ohne den unvermeidlichen Herzschmerz, den eine unklare Entscheidung nach sich ziehen würde.

Fehlgeburt und Verlust eines Kindes

Eine Fehlgeburt oder der Verlust eines Kindes durch frühzeitige Wehen kann etwas außerordentlich Belastendes und schwer Faßbares sein. Wenn ein Baby sehnlichst herbeigewünscht wird, vor allem von einem Paar, das sich schon seit geraumer Zeit um Empfängnis bemüht, kann eine Fehlgeburt verheerende Wirkung haben und der Herzschmerz, den dies auslöst, ist beträchtlich. Selbst wenn die Schwangerschaft endet, bevor der Fötus eine Form oder anatomische Einzelheiten entwickelt hat, kann das Trauma des Verlusts schwerwiegend sein, aber der Verlust eines Babys etwa in der 20. Woche ist meist ein viel heftigerer Schock. Inzwischen hat die Frau Gelegenheit gehabt zu spüren, wie ihr Baby sich bewegt, wie es strampelt und wächst; sie hat sich sowohl emotional als auch körperlich den Veränderungen in ihrem Inneren angepaßt. Das Baby ist ein Teil von ihr geworden, und noch bevor sie es zu Gesicht bekommen hat, hat sich eine starke Verbindung zwischen Mutter und Kind entwickelt. Sie hat bereits Pläne für die Ankunft des Babys geschmiedet, hat Kleidung geschenkt bekommen, gekauft oder gestrickt, eine Wiege angeschafft, den Kauf eines Kinderwagens erwogen oder bereits getätigt, und sie hat sich Gedanken darüber gemacht, wo das Baby schlafen soll und was sie braucht, um es zu füttern, zu baden und trockenzulegen. Wenn nun alle diese Pläne so jäh enden und der unüberwindliche Schmerz, den der Verlust des Kindes, des inneren Gefühls und der körperlichen Symptome der Schwangerschaft mit sich bringt, an ihre Stelle tritt, ist das sehr verwirrend. Es ist, als sei eine Blase plötzlich geplatzt oder als sei eine wunderbare und glückliche Welt plötzlich verschwunden und habe nichts als Verwirrung und Qual zurückgelassen.

Ungefähr ab der 20. Schwangerschaftswoche sieht der Fötus ganz unverwechselbar wie ein Baby aus – jetzt hat er sich praktisch vollkommen ausgeformt. Mit 28 Wochen gilt der Fötus als lebensfähig, er könnte also auch außerhalb des Mutterleibs überleben. Das bedeutet jedoch nicht, daß ein vor dieser Zeit geborenes Kind nicht auch überleben könnte. Kinder, die vor der 28. Woche geboren werden, überleben sogar recht häufig, doch bedürfen sie einer besonderen Behandlung, um die ersten Wochen zu überstehen: Brutkästen, besondere Ernährungstechniken und spezielle Atemgeräte sowie medizinische Überwachung.

Alle Babys, die vor der 37. Woche geboren werden, bedürfen einer besonderen Pflege, und selbst voll ausgewachsene Säuglinge müssen unter Umständen zur Sonderüberwachung auf die Säuglingsstation, wenn bei der Geburt Komplikationen auftraten.

Betrachten wir einige Bachblütenessenzen, die hilfreich sein können, wenn Sie Ihr Baby zu früh geboren haben.

Star of Behlehem, um das Trauma zu lindern; *Mimulus* gegen Furcht und Nervosität. Letzteres kann besonders hilfreich sein, wenn Ihr Baby im Brutkasten liegen muß, denn es ist nur zu natürlich, daß Sie Angst haben, Ihr von Hightech-Geräten und steriler Technik umgebenes Baby im Arm zu halten. Das erste Mal werden Sie befürchten, Sie könnten dem empfindlichen kleinen Körper Schaden zufügen. Doch ist es eine Frage der Gewöhnung, wie Sie mit Ihrem winzigen Baby umgehen, und es ist sehr wichtig, daß Sie das tun, weil es Ihnen hilft, Ihre Angst zu überwinden und die Bindung zu Ihrem Kind zu festigen. Wenn Sie feststellen, daß Sie überängstlich sind und Ihre Befürchtungen und Sorgen außer Rand und Band geraten, brauchen Sie die Bachblütenessenz *Red Chestnut*. Sie wird die übertriebenen Sorgen um das Wohlergehen Ihres Babys dämpfen und der Vernunft wieder zur Geltung verhelfen. Wenn Sie Schwierigkeiten haben, beunruhigende und sorgenvolle Gedanken abzuschütteln, dann ist *White Chestnut* ein hervorragendes Ergänzungsmittel zu den anderen erforderlichen Essenzen, weil es den Seelenfrieden wiederherstellt.

Manchmal wirken die Apparaturen, die ein zu früh geborenes Kind umgeben, abstoßend und angsteinflößend, vor allem dann, wenn man sie Ihnen nicht gründlich genug erklärt hat, weil sie dann nämlich immer mit der Aura des Geheimnisvollen umgeben bleiben und unweigerlich weiteres Unbehagen auslösen. Andererseits ist es wichtig, daß Sie während dieser Zeit einen engen Kontakt zu Ihrem Baby halten, damit Ihre natürliche Bindung zueinander sich entwickeln und verstärken kann. Es ist natürlich weitaus schwieriger, Ihr Baby in einer solchen Umgebung kennenzulernen, denn es ist nicht ständig bei Ihnen, so daß Sie sich nicht immer darum kümmern, es aufnehmen und trösten können, wenn es schreit, ja Sie können es nicht einmal normal füttern. All dies kann Ihnen das Gefühl geben, daß das Kind, das Sie da zu sehen bekommen, Ihnen gar nicht richtig gehört. Sie mögen sich als gefühllos empfinden, als völlig vom Geschehen losgelöst. Es gibt eine Reihe von Essenzen, die Ihnen gegen diese Gefühllosigkeit helfen können, abhängig davon, wie sie Ihnen im einzelnen zusetzt.

Wild Rose wirkt gegen Resignation und Gefühlsverflachung; *Sweet Chestnut* gegen überwältigende Verzweiflung im Inneren; *Gorse*, wenn Sie die Hoffnung aufgegeben haben und die Zukunft sehr pessimistisch sehen; *Willow* bei Groll gegenüber dem Leben oder Ihrem Kind, weil es so rücksichtslos war, zu früh geboren werden zu wollen. Es kann aber auch sein, daß Sie gewaltige Schuldgefühle haben und sich Vorwürfe machen, weil Sie glauben, daß Sie irgend etwas getan haben müssen, um die Frühgeburt zu verursachen, und daß Sie sie hätten verhindern können. Wenn Sie sich so fühlen, brauchen Sie *Pine*, um diese Schuldgefühle und Selbstvorwürfe zu überwinden und zu begreifen, daß das Leben nun einmal unberechenbar ist und der Lauf der Dinge nicht immer in unserer Hand liegt. Wenn Sie eine Kluft zwischen sich selbst und dem Kind wahrnehmen, ein unüberwindbares Hindernis, wenn Sie sich abgelöst oder unberührt fühlen, dann könnte *Water Violet* hilfreich sein oder auch *Wild Rose*, wenn Sie sich weder glücklich noch traurig fühlen, sondern apathisch alles hinnehmen, was das Leben Ihnen bietet. Dieses Mittel kann auch hilfreich sein, wenn Sie das Gefühl haben, daß Sie alles nur mechanisch und routinemäßig absolvieren, ohne Ihren Gefühlen Ausdruck zu verleihen oder überhaupt Gefühle zu haben.

Clematis ist ebenfalls hilfreich und sogar noch angebrachter, wenn Sie sich fühlen wie in einem Traum, so als wäre alles um Sie herum gar nicht wirklich. Dann ertappen Sie sich vielleicht dabei, daß Ihre Gedanken in irgendeine Phantasie von glücklicheren Zuständen hinübertreiben; oder Sie sind völlig desinteressiert an der Wirklichkeit des Augenblicks. Natürlich kann auch der Schock ähnliche Gefühle auslösen. In diesem Fall sollten Sie *Star of Bethlehem* hinzugeben. Sowohl *Clematis* als auch *Star of Bethlehem* sind Bestandteil der *Rescue Remedy*, weshalb diese am Anfang besonders nützlich sein könnte.

Theoretisch gilt jede Schwangerschaft, die vor der 28. Woche endet und in deren Verlauf das Kind nicht lebend zur Welt kommt, als Fehlgeburt. Wir haben bereits festgestellt, wie schrecklich eine späte Fehlgeburt sein kann, aber Fehlgeburten in frühen Stadien der Schwangerschaft können sich ebenso traumatisch auswirken.

Weil sie stattfindet, bevor das Baby die Chance bekommen hat, sich wirklich zu entwickeln und im Mutterleib spürbar zu bewegen, ist die frühe Fehlgeburt im allgemeinen etwas leichter zu verkraften. Die meisten Menschen sind der Auffassung, daß eine Fehlgeburt etwas ist, was geschieht, *nachdem* eine Schwangerschaft festgestellt wurde; sie ist gekennzeichnet durch starke Unterleibsschmerzen und schwere Blutungen, ganz ähnlich wie eine extrem unangenehme Menstruation. Eine Fehlgeburt kann jedoch bereits stattfinden, bevor eine Frau überhaupt weiß, daß sie schwanger ist, so daß sie glauben mag, lediglich eine normale Regelblutung gehabt zu haben. Man nimmt an, daß sehr viele Schwangerschaften auf diese Weise enden. Dabei handelt es sich nur um eine Befruchtung, bei der sich das Ei nicht in der Gebärmutter eingenistet hat, oder nach der es sich auf anomale Weise geteilt hat. Die Eizelle wird deshalb aus der Gebärmutter ausgeschieden und es folgt eine Senkung des Progesteronspiegels sowie ein Abstoßen des Endometriums. Das geschieht zum erwarteten Menstruationstermin oder einige Tage später und auf diese Weise stellt die Natur sicher, daß nur gesunde, überlebensfähige Embryos tatsächlich am Leben bleiben und heranreifen. Normalerweise betrachten wir eine Fehlgeburt allerdings als den Abbruch einer bereits mehrwöchigen Schwangerschaft. Am häufigsten finden Fehlgeburten zum normalen Menstruationstermin statt, also nach vier, acht oder zwölf Wochen. Diese ersten drei Monate sind die kritischsten, und wenn die 12. Woche erst einmal überstanden ist, gilt die Schwangerschaft als einigermaßen stabilisiert. Manche Frauen haben regelmäßige Fehlgeburten, habituelle Aborte (davon spricht man, wenn es schon mindestens drei gewesen sind). Folgeschwangerschaften werden bei ihnen medizinisch genauer überwacht, und überdurchschnittlich viel Ruhe wird angeraten. Leichte Blutungen während der Schwangerschaft sind nichts Ungewöhnliches, vor allem nicht um die gewöhnliche Menstruationszeit, doch sollten sie schmerzlos und wirklich nur sehr leicht sein und höchstens ein paar Stunden oder maximal zwei Tage andauern. Einige Frauen haben diese Art von Blutung praktisch während ihrer ganzen Schwangerschaft, und wenn die vertraute, normale Menstruation sehr schwach ist, kann sie leicht mit dieser verwechselt werden, so daß die Schwangerschaft überhaupt erst vermutet oder diagnostiziert wird, nachdem sie schon etwas offensichtlicher geworden ist. Obwohl leichte Blutungen während der Schwangerschaft nicht selten vorkommen, sind sie nicht gerade «normal». Wenn also eine solche Blutung auftritt, sollte die Frau strikte Bettruhe pflegen, bis die Blutung aufhört, und danach alles nur sehr schonend angehen. Vermeiden Sie es während der Schwangerschaft unbedingt, schwere Gegenstände zu heben, – vor allem dann, wenn Sie Blutungen haben oder schon früher einmal eine Fehlgeburt hatten. Es gibt zwar keinen Grund, deswegen zur Invalidin zu werden oder sich selbst zu behandeln wie ein rohes Ei, dennoch sollte jede Blutung in der frühen Schwangerschaft als «Fehlgeburtsrisiko» betrachtet werden, weshalb auch die entsprechenden Vorsichtmaßnahmen zu treffen sind.

Die Begriffe «Fehlgeburt» und «Abort» bedeuten das gleiche, obwohl man mit Fehlgeburt im allgemeinen das spontane Ende einer Schwangerschaft bezeichnet, während der Abort eine vom Arzt beendete Schwangerschaft ist. Ein spontaner Abort kann entweder unmittelbar bevorstehen oder unvermeidlich sein; der unvermeidliche Abort wiederum ist entweder vollständig oder unvollständig. Bei einem unvollständigen Abort verbleiben Fötusrückstände in der Gebärmutter. Das führt zu lange anhaltenden, starken Blutungen und kann eine Infektion zur Folge haben, die wiederum zu einer Vielzahl von Komplikationen führen kann, durch welche spätere Schwangerschaften eventuell behindert werden. Deshalb ist es von größter Wichtigkeit, daß Sie im Falle einer Fehlgeburt einen Arzt aufzusuchen. Der kann sich dann davon überzeugen, daß keine Rückstände im Uterus zurückgeblieben sind. Sollte dem doch so sein, oder sollte ein entsprechender Verdacht bestehen, können die letzten Gewebereste mit einer kleinen Operation entfernt und Komplikationen vermieden werden.

Fehlgeburten können aus den verschiedensten Gründen auftreten. Habituelle Aborte beruhen meistens auf einem Fehler im Gebärmutterkanal, beispielsweise wenn die diesen verschließenden Muskelbänder nicht so kräftig sind, wie sie sein sollten, etwa weil sie durch frühere gynäkologische Chirurgie oder Kindgeburt geschwächt wurden; oder es liegt eine Anomalität des Uterus vor, aufgrund derer sich das befruchtete Ei nicht einnisten oder die Schwangerschaft sich nicht normal entwickeln kann. Zu den weiteren Ursachen gehören hohes Fieber, Nierenerkrankungen, Diabetes, starke Anämie, Syphilis, genetische und andere Anomalitäten des Fötus oder schwerer emotionaler Schock. Vielleicht ist dies die Art der Natur, die Dinge Schritt um Schritt anzugehen und erst die Gesundheit der Mutter sicherzustellen, bevor sie zuläßt, daß eine Schwangerschaft fortgesetzt wird.

Die Extrauteringravidität, bei der sich die Leibesfrucht außerhalb der Gebärmutter entwickelt, und zwar meistens in einem der Eileiter (Tubargravidität), sollte so schnell wie möglich diagnostiziert werden, weil die damit verbundenen Komplikationen schwerwiegende Folgen haben können. Meistens finden diese extrauterinen Schwangerschaften jedoch nicht unbemerkt statt, weil sie von sehr starken Symptomen begleitet werden: Ohnmachtsanfälle, Schmerz und wässrige Blutungen über die normale Periode hinaus.

Was immer die Ursachen für eine Fehlgeburt oder ihre physischen Symptome sein mögen, auf der emotionalen Ebene müssen wir in erster Linie den Schock behandeln. Daher ist die Essenz *Star of Bethlehem* angezeigt, obwohl *Rescue Remedy* meistens schneller zur Hand ist und nicht nur *Star of Bethlehem*, sondern auch *Rock Rose* gegen Entsetzen und Panik sowie *Cherry Plum* gegen den Verlust emotionaler Kontrolle enthält. Diese Mischung kann sogar eine noch bessere Wahl darstellen als *Star of Bethlehem* allein, ist sie doch ein unschätzbares Mittel, das man stets für Notfälle bereithalten sollte.

Von allen Möglichkeiten, ein Kind zu verlieren, ist der Verlust während der Geburt die schlimmste, und dies ist auch etwas, wovor sich die meisten werdenden Mütter fürchten. Der Verlust eines Kindes, häufig noch dazu eines voll ausgetragenen, muß zwangsläufig zu einem schweren emotionalen Schock führen, auf den Trauer und tiefe Niedergeschlagenheit folgen. Die postnatale Depression kann unter solchen Umständen verständlicherweise sehr schwer sein. Da ist therapeutische Beratung von großer Wichtigkeit, und zwar nicht nur für die Mutter allein sondern auch für ihren Partner, damit beide mit dem Verlust zurechtkommen und alle damit einhergehenden Gefühle ausleben können. Im Falle eines totgeborenen Babys wurde den Eltern die Chance verwehrt, es überhaupt kennenzulernen, seine Reaktionen zu erleben, es zu füttern, seine Windeln zu wechseln oder ihm in die Augen zu sehen – alles Dinge, auf die sich beide so sehr gefreut haben. Die Trauer mag sogar noch größer sein als die um den Verlust eines anderen lieben Menschen, weil es keine klare Identität oder lebendige Erinnerung gibt, die man reflektieren und auf die man den Schmerz und die Trauer projizieren könnte. Daher ist es wichtig, daß sowohl Mutter als auch Vater Gelegenheit bekommen, ihr Baby festzuhalten, es zu liebkosen und auf diese Weise in die Lage versetzt werden, auf natürliche Weise um ihr verlorenes Kind zu trauern. Es ist wünschenswert, daß eine Frau, die ihr Kind verloren hat, wenigstens früh nach Hause zurückkehren kann. Denn es kann äußerst bedrückend sein, wenn sie zusammen mit all den anderen Müttern und ihren neugeborenen, gesunden Kindern auf der Säuglingsstation zurückbleiben muß. Das kann zwar im Einzelfall auch therapeutisch wirken, doch bei den meisten Frauen dürfte es den Herzschmerz nur noch vergrößern und das Gefühl der Leere verschlimmern.

Ohne das Baby nach Hause zurückzukehren, kann aber auch noch viel schwerer sein – immerhin sind da die Nachbarn, Freunde und Verwandten, denen Sie nun in die Augen sehen und den Vorgang erklären müssen; dann müssen Sie auch noch mit dem Mitgefühl und der Verlegenheit dieser Menschen zurechtkommen, mit einem leeren Haus, einer leeren Wiege, einer Schublade voller nutzlos gewordener Babykleidung und, vor allem, mit sich selbst und Ihrem Partner, zwei Menschen, deren Herzen schwer geworden und deren Arme leer geblieben sind.

Wenn wir etwas derart Tragisches erleben und so unmittelbar mit dem Leben und dem Tod konfrontiert werden, erkennen wir, wie zerbrechlich das Leben doch sein kann und wie wenig wir es als gegeben erachten dürfen. Das Schicksal kann manchmal außerordentlich grausam sein, und wenn wir auch glauben mögen, daß die Vorsehung – der große Plan des Lebens – uns aus irgendeinem Grund eine solche Tragödie beschert hat, ist es doch sehr schwer, sie zu akzeptieren und damit zu leben.

In einer solchen Zeit ist die Unterstützung des Partners außerordentlich wichtig, ja sie stellt in den folgenden Wochen und Monaten die Essenz des Überlebens dar. Für Frauen, die allein damit fertig werden müssen, ist es sogar noch wichtiger, jemanden zu haben, an den sie sich wenden können. Eine Freundin oder enge Verwandte wäre jetzt ein großer Trost, doch manchmal gibt es tatsächlich niemanden, dem man sich anvertrauen könnte, und wenn die Vorstellung, einen therapeutischen Ratgeber aufzusuchen, uns auch sehr fremd sein mag, so ist es doch ein wichtiger Schritt. Die Aussprache mit einem anderen Menschen kann uns eine große Last vom Herzen nehmen. Das ist hilfreich, um den Kopf freizubekommen und Platz für ermutigendere und optimistische Gedanken zu schaffen.

Glücklicherweise gibt es auch die Bachblütenessenzen, um die emotionalen Turbulenzen zu mildern und Kopf und Herz zu neuem Frieden zu verhelfen. Die gegen Trauer und Verlust einzunehmenden Bachblütenessenzen werden von Person zu

Person unterschiedlich sein, weil wir alle auf individuelle Weise damit umgehen. Die folgende Liste beschreibt die am häufigsten angezeigten Mittel.

Star of Bethlehem: bei Schock, gegen die Trauer und das Gefühl der Leere.

Sweet Chestnut: gegen Verzweiflung, Herzschmerz und schwere Depression; wenn Sie glauben, das Leben hätte nichts mehr zu bieten; bei dem Gefühl, vom Unglück stranguliert zu werden; wenn Sie keinen Ausweg mehr sehen, der noch Linderung bietet.

Walnut: zur Unterstützung bei der schwierigen Wiederanpassung an das Leben.

Crab Apple: bei einem Gefühl des Ekels oder dem überwältigenden Verlangen, den Körper von irgendeiner Gegenwart oder einem Einfluß zu befreien. Das kann vorkommen, wenn das Baby während der Schwangerschaft gestorben, aber im Uterus verblieben ist. Diese Empfindung kann besonders aufwühlend sein.

Cherry Plum: bei irrationalen Gedanken, dem Verlust geistiger Kontrolle oder der panischen Angst, wahnsinnig zu werden, wenn der Alptraum kein Ende nimmt. Es ist auch das angezeigte Mittel bei wirren Selbstmordgedanken.

Pine: gegen Schuldgefühle, Reue, Selbstvorwürfe und gegen die Überzeugung, etwas sehr Schlimmes getan zu haben.

Clematis: wenn Sie sich benommenen und vom Geschehen distanziert fühlen und Ihnen alles vorkommt wie ein Traum, in dem etwas geschieht und doch nicht geschieht.

Honeysuckle: wenn Sie auf das Vergangene fixiert sind, Ereignisse immer wieder durchleben, Erinnerungen nachhängen und sich ständig vorstellen, wie glücklich alles doch hätte werden können, wenn Sie sich allein auf die Vergangenheit konzentrieren und unfähig sind, sich vorzustellen, was das Morgen bringen mag.

Willow: wenn Sie Groll und Verbitterung hegen, weil das Leben so hart zu Ihnen war; gegen das sich daraus ergebende, ichbezogene Selbstmitleid, das sich vor allem dann einstellt, wenn Sie andere Mütter mit ihren Babys sehen, die nicht um Ihre persönliche Tragödie wissen und ihr eigenes Glück scheinbar nicht zu schätzen wissen.

Heather: gegen das zwanghafte Bedürfnis, immer und immer wieder über das Erlebnis zu reden; wenn dieses Thema alle Gespräche dominiert und Ihre Gedanken immer nur darum kreisen, auch wenn Sie nicht in Gesellschaft sind.

Holly: wenn sie zornig nach Rache verlangen, das Leben verachten und Gefühle des Hasses und der Eifersucht gegenüber Frauen mit Kindern hegen. Der Zorn spielt eine große Rolle im Trauerprozeß, und *Holly* und/oder *Willow* helfen, durch dieses Gefühl hindurchzugehen und es schließlich zu überwinden.

Jennifers Geschichte

Jennifer suchte uns ursprünglich auf, weil sie befürchtete, vielleicht kein Kind bekommen zu können. Außerdem hatte sie das Gefühl, daß ihre negativen Emotionen eine Art Blockade bewirkten. Sie war ein zukunftsorientierter Frauentyp, brauchte immer irgendein Ziel, plante im voraus, stellte sich Dinge vor und phantasierte. Sie konnte völlig in ihren eigenen Gedanken versinken und gestattete es sich häufig abzuschweifen. Sie war ein Clematis-Typ. Wir behandelten sie mit dieser und anderen Essenzen, die ihrem damaligen Gefühlsleben entsprachen. Schon bald hatte sie eine positive Sicht der Dinge zurückerlangt und bemühte sich nun den Rest des Jahres um ein Baby. Obwohl ihre Versuche nichts fruchteten, gab sie nicht auf und bewahrte sich ihre Hoffnung. Danach hörten wir eine Weile nichts mehr von ihr, erfuhren jedoch später, daß sie sich schließlich in ärztliche Behandlung begeben hatte. Sie selbst und ihr Mann unterzogen sich einer Reihe von Untersuchungen, auf die eine eisprungfördernde Behandlung folgte. Zwei Jahre später schrieb sie uns einen Brief, in dem sie erläuterte, was seit unserem letzten Kontakt geschehen war. Dies ist ihre Geschichte:

Liebe Freunde,
vielleicht erinnern Sie sich noch an mich. Ich habe sehr viel von dem Rat profitiert, den Sie mir in der Vergangenheit gegeben haben, und ich dachte mir, daß es Sie vielleicht interessieren könnte, wie mein Leben sich weiterentwickelt hat. Wie Sie vielleicht noch wissen, habe ich drei Jahre lang verzweifelt versucht, ein Kind zu empfangen, und habe Monat um Monat gehofft, doch wurden diese Hoffnungen immer wieder zunichte gemacht. Ich meinte schließlich, genug Qual ausgestanden zu haben, und weil ich schon so lange mit meiner Obsession gelebt hatte, begann ich langsam, mich mit meiner Kinderlosigkeit abzufinden. Ich fing an, mir zu sagen, oder genauer, mir einzureden, daß es vielleicht doch nicht so schlecht sei, keine Kinder zu bekommen. Vielleicht hatte es ja sogar seine Vorteile: Freiheit, ein Leben ganz für uns; wir konnten überall hinreisen, alles tun, was wir wollten, spät aufstehen, wenn uns danach war, uns ohne Unterbrechungen in Ruhe einen Film ansehen... Ich fragte mich sogar, ob ich überhaupt für die Mutterschaft geeignet sei...

Aber da geschah es plötzlich! Kurz vor Weihnachten setzte meine Periode wie gewöhnlich ein, was natürlich bedauerlich war und mich wie üblich in Tränen ausbrechen ließ. Allerdings schien die Blutung diesmal besonders leicht zu sein, sie dauerte nur zwei Tage. Damals habe ich mir nicht allzu viele Gedanken darum gemacht, doch nach ein paar Tagen fiel mir auf, daß die vormenstruelle Empfindlichkeit meiner Brust, die sonst mit Beginn der Periode aufzuhören pflegte, nicht nur weiter anhielt sondern sich sogar noch zu steigern schien. Da begann ich mich zu fragen, ob ich möglicherweise schwanger sei, obwohl ich mich kaum traute, das Schicksal in Versuchung zu führen, indem ich meiner Einbildung allzu viel Freiheit ließ! Ja ich brachte nicht einmal den Mut auf, einen Schwangerschaftstest durchführen, obwohl ich schon seit einiger Zeit einen im

Badezimmerschrank aufbewahrte, der nur auf diesen Augenblick wartete! Ich hätte die Enttäuschung durch ein negatives Ergebnis einfach nicht ertragen, und so beschloß ich statt dessen, mich solange wie möglich an meinen Traum zu klammern. Allerdings faßte ich immerhin genug Mut, um meine Temperatur zu messen. Das hatte ich ohnehin bereits jeden Morgen getan, weil es zu der Behandlung gegen Unfruchtbarkeit gehörte, doch seit meine Periode einsetzte, hatte ich mir nicht mehr die Mühe gemacht. Ich wußte ja, daß die Temperatur erhöht sein würde, wenn ich schwanger wäre. Also atmete ich am nächsten Morgen tief durch, steckte das Thermometer in den Mund und hoffte auf das Beste, während mein Herz in den nächsten paar Minuten förmlich raste. Zu meiner Erleichterung und Überraschung hatte ich immer noch erhöhte Temperatur, und das bedeutete ja, daß ich vielleicht tatsächlich... ich wagte kaum, meinen Hoffnungen allzu große Sprünge zu erlauben. Schließlich hatte ich das alles ja schon einmal durchgemacht. Ich beschloß, meinen Frauenarzt anzurufen – ich brauchte auf jeden Fall Klarheit, und da wir vorhatten, über Weihnachten zu verreisen, konnte ich wirklich nicht mehr länger warten. Ich nahm gleich eine Harnprobe mit, damit er den Schwangerschaftstest durchführen konnte, zu dem ich selbst nicht den Mut gehabt hatte. Während ich in seiner Praxis auf das Ergebnis wartete, dachte ich: «Das ist ja schlimmer als meine Führerscheinprüfung!» Diese drei Minuten waren wohl die qualvollsten in meinem ganzen Leben! Welch eine Erleichterung, als er schließlich wieder hereinkam und mir mit breitem Lächeln bestätigte, daß das Resultat positiv sei. Ich war tatsächlich schwanger! Ich konnte es kaum fassen. Das war wirklich das schönste Weihnachtsgeschenk, das ich mir hätte wünschen können.

Neujahr verbrachten wir mit Freunden woanders. Es war zwar eine sehr schöne und erholsame Woche, dennoch fühlte ich mich ein bißchen unsicher, so weit von zu Hause zu sein. Als ich eine kleine Fleckenbildung auf meiner Haut beobachtete, machte ich mir natürlich Sorgen, bekam Angst und wollte nur wieder nach Hause, um mir bestätigen lassen, daß alles in Ordnung sei. Da das nicht möglich war, begab ich mich sofort zu Bett und wagte für den Rest des Urlaubs kaum, mehr als ein paar Schritte vor die Tür zu tun. Das war wirklich schade, weil mir auf diese Weise einige Ausflüge entgingen und ich kaum Gelegenheit bekam, die wunderschöne Landschaft zu genießen. Aber ich hätte noch sehr viel mehr geopfert, um eine gesunde Schwangerschaft zu gewährleisten und jedes Risiko für mein ungeborenes Baby auszuschließen. Ich versuchte, mich damit zu beruhigen, daß die Untersuchung in wenigen Tagen schon bestätigen würde, daß alles in Ordnung sei. Dennoch wurde ich das vage Gefühl einer drohenden Katastrophe, eine Art Unbehagen im Hinterkopf, einfach nicht los. Ein Teil von mir fühlte sich verletzlich und wollte einfach nur zurück nach Hause in die «Sicherheit» und den vertrauten Alltag. Ein anderer Teil von mir meinte, ich solle nicht so töricht sein und davon ausgehen, daß alles gutgehen würde. Insgesamt fühlte ich mich unbehaglich, versuchte aber, es mir nicht anmerken zu lassen. Ich wollte vermeiden, alle Leute in Aufruhr zu versetzen, indem ich meine Ängste «herausblökte», und ich wollte auch, daß mein Mann etwas von der Urlaubswoche hatte. Wir hatten schon lange keinen Urlaub mehr gemacht, und ich wollte ihm das Erlebnis nicht verderben. Also schimpfte ich ein bißchen mit mir selbst und begann mich wieder zu entspannen. Am Tag der Untersuchung platzte meine Fruchtblase. Man teilte mir mit, daß der Fötus sich nicht entwickelt habe, obwohl ich durchaus schwanger gewesen war. Es war nur ein leerer Fruchtsack – ein gescheitertes Ei. Meine Zweifel wurden also bestätigt. In gewisser Weise war ich nicht überrascht, weil ich ohnehin schon die ganze Zeit das Gefühl gehabt hatte, daß irgend etwas verkehrt sei. Die Nachricht war also weniger ein Schock als eine deprimierende Konfrontation mit der Wahrheit, von der ich gewußt hatte, daß sie mich unausweichlich erwartete. Aber das machte sie nicht erträglicher, und ich wurde von verzweifelter Traurigkeit überwältigt. Ich fühlte mich am Boden zerstört, obwohl mir, wie ich zugeben mußte, ohnehin alles viel zu schön erschienen war, um wahr zu sein. Glücklicherweise stellt mein Mann eine sehr stabilisierende Kraft dar. Sein Motto und Lieblinglied ist Monty Pythons «Always look on the bright side of life», und das singt er immer als Ermahnung, wenn ich einmal niedergeschlagen bin! Natürlich hat er recht. Was sein muß, muß sein, und das Leben ist zu kurz, um es mit Trübsinn zu vergeuden oder zu betrauern, was hätte sein können.

Aber positives Denken ist auch harte Arbeit! Für mich kam es nur holpernd und in Schüben. Solange ich mit meinem Mann zu Hause oder mit meinen Gedanken allein war, konnte ich mir zwar sagen, daß ich die Dinge gelassen sehen soll, aber ich wußte dennoch, daß mir ein Gefühlskonflikt bevorstand. Sie müssen nämlich wissen, daß eine gute Freundin von mir um dieselbe Zeit schwanger wurde – tatsächlich haben wir mit wenigen Tagen Abstand voneinander empfangen. Damals war das natürlich ungeheuer aufregend, weil es ja bedeutete, daß wir gemeinsam «wachsen», gemeinsam Schwangerschaftskurse und Kliniken besuchen würden und so weiter; kurzum, daß wir die gesamte Erfahrung miteinander teilen könnten. Auch für sie war es die erste Schwangerschaft, und bis dahin war sie meine einzige enge Freudin, die, genau wie ich, erst noch eine Familie gründen mußte. Es gab mir ein Gefühl der Sicherheit zu wissen, daß ich nicht allein dastand, und ich glaubte, die Zeit auf meiner Seite zu haben, solange noch jemand anders mit mir zusammen im Rennen war. Als wir dann gleichzeitig schwanger wurden, bedeutete das, daß keine von uns zurückbleiben würde. Doch als meine eigene Schwangerschaft endete, fiel es mir sehr schwer, Sandra jeden Tag zu sehen und zu wissen, daß sie ihr Baby immer noch lebendig und gesund in sich trug. Natürlich freute ich mich für sie, konnte aber gleichzeitig ein höchst beunruhigendes Gefühl nicht loswerden. Ich hatte das Gefühl, verraten worden zu sein. Ich war wütend auf das Leben, weil es mich um mein Kind betrogen hatte, und fühlte mich zusätzlich von meiner einzigen Verbündeten im Stich gelassen. Nachdem ich so lange gewartet hatte, hätte ich doch endlich an die Spitze der Warteschlange vorrücken müssen, eigentlich wäre ich doch jetzt an der Reihe gewesen.

Das war ein albernes Gefühl, und ich verabscheute mich selbst dafür, mich von derlei Gedanken überwältigen zu lassen, dennoch nagte es tagelang an mir. Ich glaube, es lief alles darauf hinaus, daß ich mit der Zukunft nicht zurechtkam, und so strömten all die alten negativen Gefühle immer wieder herein. Was, wenn ich niemals schwanger werden sollte? Was, wenn keins meiner Eier jemals richtig befruchtet wurde? Was, wenn ich nie weiter ans Ziel herankommen würde als jetzt? Ich kam mir vor wie in einer Tretmühle. Alles schien so durch und durch düster. Ich sehnte mich so verzweifelt nach einem Kind und wußte doch zugleich, daß all diese negativen Gefühle meine Chancen darauf zunichte machten.

Ich machte Phasen furchtbarster Qualen durch. Wenn mich irgend etwas an meine Situation erinnerte, brach ich gleich wieder in Tränen aus. Das war zwar manchmal völlig unkontrollierbar, aber immerhin fühlte ich mich um einiges besser, wenn ich mich ordentlich ausgeweint hatte, weil es das Gefühl freisetzte. Ich dachte immer wieder, daß mich doch nur das schiere Pech heimgesucht hatte; dann dachte ich wieder an meine Freundin Sandra und daran, daß alles schon gut werden würde. Aber dann blickte ich an meinem flachen, leeren Bauch herab und fühlte mich von Herzschmerz und Sehnsucht geradezu verkrüppelt. Das mag manchen Menschen vermutlich rührselig vorkommen, aber die meisten würden es ja auch gar nicht verstehen. Man bildet sich immer ein, daß das alles ganz einfach ist, etwas, was ganz natürlich passiert, wie alle menschlichen Funktionen. Wenn es aber dann doch nicht so kommt, ist das absolut niederschmetternd, weil man nichts dagegen unternehmen kann. Fruchtbare Frauen wissen gar nicht, wieviel Glück sie haben.

Endlich beschloß ich, einige Essenzen einzunehmen. Das hätte ich eigentlich viel früher tun sollen, aber ich war nicht in der Verfassung, auch nur daran zu denken. Jedenfalls mischte ich mir eine Kombination aus *Star of Bethlehem* gegen meine Trauer, *Sweet Chestnut* gegen mein Gefühl des völligen Verlassenseins und der Niedergeschlagenheit, *Clematis* als Essenz, die zu meinem Typ gehört, und schließlich, weil hinter allem die scheußliche Aussicht stand, nichts mehr zu haben, auf das ich mich würde freuen können, *Honeysuckle* gegen alle Reue und das «Was hätte doch alles sein können»-Syndrom; dazu *Willow*, weil ich ohne Zweifel Groll und Bitterkeit gegen das Leben hegte wie auch, wie ich mich schäme zuzugeben, gegen Sandra, weil sie dem «Club» ohne mich beigetreten war. Ich war zornig und beneidete jede Frau mit einem Baby, und ich haßte Gott für seine Grausamkeit. Gegen diese heftige Emotion gab ich noch *Holly* hinzu.

Diese kleine Mischung schien genau das Richtige zu sein. Endlich fühlte ich mich wieder wie früher, und bald kehrte auch etwas von meinem Humor zurück, den ich für immer verloren geglaubt hatte. Ich hatte das Gefühl, aus einem tiefen Sumpf emporgestiegen zu sein – endlich fiel wieder ein Sonnenstrahl in mein Leben. Ich erinnerte mich selbst daran, daß ich zwar kein Baby hervorgebracht, aber immerhin empfangen hatte, also wußte ich jetzt wenigstens, daß ich wirklich schwanger werden konnte. Ich begann, in diesem unglücklichen und qualvollen Verlust ein echtes Zeichen der Hoffnung darauf zu sehen, daß es nur eine Frage der Zeit sein würde, bis ich wieder empfing. Schließlich wußte mein Körper jetzt, was zu tun war, und wenn er es schon einmal getan hatte, würde er es bestimmt noch einmal tun! Allerdings bin ich immer noch ab und zu traurig und ringe mit meiner Niedergeschlagenheit, wenn ich mitansehe, wie sich Sandras Schwangerschaft von einer Stufe zur nächsten weiterentwickelt, wie es meine auch hätte tun sollen. Wenn sie ihren Bauch streichelt oder schützend die Hände darauf legt, wie es alle Schwangeren zu tun scheinen, fühlt es sich an wie ein Messer, das in meiner Wunde umgedreht wird, aber diese Wunde scheint von Tag zu Tag mehr zu verheilen. Manchmal fällt es mir schwer, meine Gefühle zu verbergen, und ich fürchte, daß Sandra das auch schon irritiert hat. Ich fühle mich auch ein bißchen schuldig deswegen, denn für sie ist das eine Zeit großer Freude, und es ist ungerecht von mir, ihr Glück mit meinem eigenen traurigen Selbstmitleid zu verdüstern. Glücklicherweise sind wir in der Lage, uns über unsere Gefühle auszutauschen und einander zu unterstützen, was für beide von uns wichtig ist, weil sie natürlich auch mit ihrem eigenen Schmerz und ihrer Traurigkeit zurechtkommen muß, und natürlich helfen auch die Bachblütenessenzen dabei, auf die ich immer bei Bedarf zurückgreife.

Also, jetzt heißt es, zurück ans Reißbrett, aber diesmal wissen wir wenigstens sicher, daß es funktionieren kann, weil es schon einmal funktioniert hat und wieder funktionieren wird. Wie mein Mann immer sagt, «always look on the bright side of life», und das tun wir auch, oder versuchen es zumindest. Eines Tages werden auch wir an die Reihe kommen, und wer weiß? Vielleicht werden es sogar Zwillinge!

Ich wollte Ihnen nur für Ihre Hilfe in der Vergangenheit danken und auch Dr. Bach dafür, daß er uns die Blütenessenzen beschert und uns damit eine Möglichkeit gegeben hat, mit den destruktiven Gefühlen umzugehen, die uns unterwegs begegnen und manchmal ausufern wie ein Krebsgeschwür. Ich weiß wirklich nicht, wie ich das ohne ihre Hilfe geschafft hätte.

In Liebe,
Jennifer.

> «Some things in life are bad
> They can really make you mad
> Other things just make you swear and curse.
> When you're chewing on life's gristle
> Don't grumble, give a whistle
> And this'll help things turn out for the best.
> So, always look on the bright side of life
> Always look on the light side of life.
> If life seems jolly rotten,
> There's something you've forgotten,

And that's to laugh and smile and dance and sing.
When you're feeling in the dumps
Don't be silly chumps,
Just purse your lips and whistle, that's the thing,
And always look on the bright side of life!»
Eric Idle

Kapitel 6

FRAUEN IN DER GESELLSCHAFT

Familie und Beruf

Die Rolle der Frau in der Gesellschaft hat sich im Laufe der Jahre erheblich verändert. Vor dem Krieg und auch noch einige Zeit danach sah man in Frauen vornehmlich Hausfrauen und Mütter, deren Aufgabe darin bestand, sich um Heim und Herd zu kümmern und Kinder großzuziehen. Es gab Zeiten, in denen eine Frau, die selbst einem Beruf nachgehen wollte, als zu «flatterhaft» galt, um eine «anständige» Ehefrau abzugeben. Aus diesem Grund waren Frauen im allgemeinen auch nicht in verantwortungsvollen Positionen anzutreffen, ebensowenig hat man ihre beruflichen Ambitionen ernstgenommen. Die Arbeitgeber gingen davon aus, daß Frauen ohnehin irgendwann heiraten, Kinder bekommen und die Firma verlassen würden. Manche Arbeitgeber weigerten sich sogar, überhaupt Frauen einzustellen, weil sie sie aus ebendiesem Grund für unzuverlässig hielten.

Glücklicherweise haben sich die Zeiten geändert, und nachdem die Frauen begonnen hatten, für sich selbst einzutreten und die gleichen Chancen zu fordern wie ihre männlichen Mitbewerber, wurden ihnen auch mehr berufliche Möglichkeiten eröffnet. Obwohl es immer noch ein paar Arbeitgeber gibt, in deren Köpfen sich nichts bewegt hat, wurde die Stellung der Frau in der Gesellschaft inzwischen gesetzlich festgeschrieben. Schulmädchen werden ermutigt, sich Gedanken über ihren zukünftigen Beruf zu machen und darüber, welche höhere Schul- und Universitätsausbildung sie in Angriff nehmen möchten, zumindest aber werden sie angehalten, sich zu überlegen, was sie nach dem Schulabgang tun wollen. Es sind also nicht mehr nur die Männer, denen die Arbeitswelt vorbehalten bleibt. Ehe und Familie sind – mittlerweile nach der beruflichen Karriere – etwas, was ebenfalls geplant werden will, und es ist inzwischen alles andere als ungewöhnlich, daß Frauen eine berufliche Laufbahn einschlagen, um erst später zu heiraten und Kinder zu bekommen. Manchmal sind sie dann bereits Mitte dreißig oder sogar noch älter. Und selbst dann sind viele Frauen sehr daran interessiert, wieder ins Arbeitsleben zurückzukehren und eine aktive Rolle außerhalb der Familie wahrzunehmen, sobald es sich einrichten läßt. Andere wiederum freuen sich darauf, die Familiengründung wie einen Berufswechsel anzugehen und Vollzeitmütter zu bleiben, solange ihre Kinder aufwachsen.

Es gibt aber auch zahlreiche Frauen, die nicht nur in einem anstrengenden Beruf stehen, sondern danach auch noch nach Hause zurückkehren, wo sie sich um ihre junge Familie kümmern müssen. Manche Frauen sind die Hauptverdiener, was ihre Arbeit noch verantwortungsbeladener macht. Diese Situation kann außerordentlich streßreich werden, beispielsweise wenn die Kinder krank sind oder die Wohnung renoviert werden muß. In solchen Zeiten türmt sich alles auf, bis die Grenze des eigenen Leistungsvermögens überschritten ist, die Spannungen verschärfen sich, und das Gemüt wird reizbar.

Elm ist ein sehr nützliches Mittel, wenn Ihnen diese Ereigniskette vertraut vorkommen sollte. Es ist für Menschen gedacht, die normalerweise zuversichtlich und fähig sind, bei steigendem Druck oder überwältigender Verantwortung diese Selbstsicherheit jedoch verlieren und angesichts ihrer offensichtlich mangelnden Leistungskraft mutlos werden.

Impatiens hilft, reizbare Temperamente zu zügeln, während *Holly* bei bösartigem oder explosivem Zorn angezeigt ist. *Vervain* ist ebenfalls eine wichtige Essenz bei Spannungen. Es kann auch ein Typmittel für viele Karrierefrauen sein, deren perfektionistisches und enthusiastisches Wesen frustriert reagiert, wenn sie am Weiterkommen gehindert werden, weshalb sie sich verkrampfen und es ihnen schwerfällt, sich wieder zu entspannen. Vervain-Menschen reagieren zornig, wenn sie Ungerechtigkeit oder unfaire Behandlung wittern. Das Mittel hilft ihnen, sich abzuregen, damit sie auch mal abspannen und sich geistig wie körperlich erholen können. *Beech* hilft jenen, die überkritisch sind und intolerant auf das reagieren, was ihnen wie die Dummheit anderer erscheint.

Manche Frauen gehen einer Arbeit nach, die sie nicht besonders lieben, weil sie sich finanziell über Wasser halten müssen. Geldknappheit stellt wohl eine der größten Sorgen dar und ist oft die Ursache für heftige Streitigkeiten und für Disharmonie im Heim. Leider ist das einzige, was dieses Problem wirklich lösen kann, finanzielle Sicherheit, und diese können die Bachblütenessenzen natürlich (leider) nicht geben. Sie können Menschen in einer solchen Lage jedoch helfen, mit den Schwierigkeiten des Lebens zurechtzukommen und das Problem rationaler anzugehen, damit sie mit- und nicht gegeneinander arbeiten. *White Chestnut* ist das ideale Mittel für sorgenbelastete Gemüter. Es hilft, den inneren Zwist und immer wiederkehrende, störende Gedanken zum Stillstand zu bringen, damit der Geist endlich die dringend benötigte Ruhe findet und wieder klarer denken kann. *Olive* ist als Mittel gegen körperliche und geistige Erschöpfung von Nutzen. Sorgen können nämlich zu Schlafstörungen führen, und die körperliche Arbeit, die jeden Tag zu Hause erledigt werden muß, kann außerordentlich erschöpfend sein, wenn Sie ohnehin schon viel zuviel um die Ohren haben.

Vor allem alleinstehende Mütter werden das oben Gesagte auf sich beziehen können. Es kann extrem schwierig und belastend sein, von einem einzigen Einkommen leben zu müssen. Daraus entwickelt sich häufig ein Teufelskreis, denn wenn eine alleinstehende Mutter auch noch arbeiten muß, um Geld zu verdienen, muß sie für ihren Säugling oder ihr Kind im Vorschulalter einen Kindergarten oder eine Kinderfrau finden, was wiederum eine finanzielle Belastung darstellt; oder sie muß sich der Hilfe von Verwandten und Freunden versichern, die aber nicht dauerhaft zur Verfügung steht und daher unzuverlässig bleibt. Zwar gibt es staatliche Kindergärten, doch sind die Plätze dort notorisch dünn gesät, und private Kindergärten können recht teuer werden. So sind viele alleinerziehende Mütter auf staatliche Beihilfen angewiesen, bis ihr Kind in die Schule kommt. Betriebskindergärten können für Frauen mit kleinen Kindern eine gewaltige Entlastung sein, doch leider bieten nicht allzu viele Unternehmen ihren Mitarbeiterinnen diese Dienstleistung. Daher ist es nichts Ungewöhnliches und durchaus verständlich, wenn Frauen in einer solchen Lage deprimiert und verbittert werden und sogar alle Hoffnung auf eine Lösung fahrenlassen.

Gentian hilft gegen die Niedergeschlagenheit, *Willow* gegen den Groll, und *Gorse* läßt neue Hoffnung keimen. Frauen, die sich völlig niedergeschlagen fühlen, werden die Entdeckung machen, daß *Sweet Chestnut* wieder Licht in ihr Leben und Denken bringt. *White Chestnut* hilft, ein sorgenvolles Gemüt zu beruhigen, *Mimulus* und *Aspen* wirken gegen bange Unruhe und *Olive* gegen Erschöpfungszustände; alle diese Essenzen wären erwägenswert. Wenn Resignation oder Apathie einsetzen sollten, kann *Wild Rose* die Begeisterungsfähigkeit wieder aufbauen, während *Hornbeam* jenen Frauen neue Kraft verleiht, denen es schwerfällt, morgens aufzustehen und sich dem Tag zu stellen, oder die irgendeine Aufgabe immer wieder verschieben, von der sie genau wissen, daß sie sie eigentlich erledigen müßten. Natürlich fällt nicht jede Frau der Negativität anheim. Manche Frauen mühen sich tapfer weiter und betrachten die Dinge stets von der positiven Seite, aber durchaus rational. Diese Frauen sind *Oak*-Typen, und das Mittel wird ihnen helfen, wenn ihre innere Widerstandsfähigkeit und natürliche Kraft nachlassen. Diejenigen, die nur so tun, als seien sie tapfer, und sich immer fröhlich und überlegen geben, so als hätten sie «alles im Griff», insgeheim aber unter Sorgen, Angst, Mangel an Zuversicht oder woran auch immer leiden, sind *Agrimony*-Typen, denen dieses Mittel gegen ihre inneren Qualen helfen wird. Weitere helfende Essenzen sind beispielsweise *Larch*, um die Selbstzuversicht wiederherzustellen, sowie *Rock Water* für jene, die sich weigern, Hilfe anzunehmen, weil sie es als Zeichen der Schwäche mißverstehen, so daß sie sich selbst jeder Möglichkei berauben, ihr Leben ein wenig leichter zu gestalten.

Wenn die Kinder in die Schule kommen, mag das den Frauen, die sich sehr stark abgeplagt haben, solange sie noch klein waren, wie eine willkommene Erleichterung erscheinen. Andererseits ist dies auch eine sehr nostalgische Zeit für die Mütter, denn hier endet immerhin ein ganzer Lebensabschnitt. Die Kinder werden erwachsen, werden unabhängiger und werden schon bald beginnen, ihre eigene Individualität zu entwickeln. Es ist also an der Zeit, sich darauf einzustellen. Frauen, denen dies schwerfällt, können sich die Umstellung mit *Walnut* erleichtern. *Honeysuckle* ist hilfreich, wenn Sie nostalgische Gefühle haben und Ihren Gedanken gestatten, sich so stark auf die Erinnerungen an die ersten Jahre Ihres Kindes zu konzentrieren, daß Sie kaum noch an etwas anderes denken und die gegenwärtige Entwicklungsstufe nicht mehr freudig genießen können. Wenn es Ihnen schwerfällt loszulassen und Sie sich möglicherweise zu viele Sorgen machen, wird Ihnen *Chicory* helfen, die Tendenz zu klammern umzuwandeln und es dem freien Geist des Kindes somit zu erlauben, ungehindert zu wachsen und sich zu entwickeln. Mütter, die überbesorgt um ihre Kinder sind, die sich über alle Maßen um ihr Wohlergehen kümmern und sich erst entspannen können, wenn das Kind wieder sicher und wohlbehalten zu Hause angekommen ist, werden in *Red Chestnut* eine große Hilfe finden.

Die Bachblütenessenzen können nicht nur Ihnen als Mutter helfen, sondern bei Bedarf auch für Ihre Kinder hilfreich sein. Der Schulbeginn kann für ein Kind eine traumatische Erfahrung sein, und die Essenzen können helfen, den Kummer des jungen Gemüts zu lindern. Dabei verwandelt *Mimulus* die Angst vor konkreten Dingen, *Aspen* die Bangigkeit vor Unbekanntem, *Walnut* hilft bei Anpassungsschwierigkeiten, *Chicory*, wenn das Kind die sichere Vertrautheit von Mutter und Heim nicht loslassen will; *Rock Rose* wirkt gegen panische Angst und Entsetzen, *Cherry Plum* bei Hysterie, Kontrollverlust oder Panik, und *Rescue Remedy* wäre wohl ideal, weil es die beruhigenden Eigenschaften von *Star of Bethlehem* zusammen mit denen von *Rock Rose* und *Cherry Plum* bietet. Wenn Sie Ihrem Kind auf diese Weise bei der Eingewöhnung helfen, wird das auch Sie beruhigen und Sie befähigen, diese Übergangsperiode gemeinsam mit Ihrem Kind positiv zu meistern.

Manche Frauen leiden, ob sie Mütter sind oder nicht, unter beträchtlicher Langeweile. Besonders deutlich tritt die Langeweile bei solchen Frauen zutage, deren ganzes Leben sich nur um Hausarbeit und Familienleben dreht. Frauen mit kleinen Kindern klagen häufig, daß ihnen der Austausch mit Erwachsenen fehlt, daß sie den ganzen Tag lang immer nur mit Kindern reden und dadurch ihre eigene Unabhängigkeit und Individualität einbüßen. Bei Langeweile kann *Clematis* helfen, weil der Geist in solchen Zeiten oft in Phantasien darüber abgleitet, was doch alles sein könnte oder sein sollte. Sollte die Langeweile dazu führen, daß Sie gereizt oder nörglerisch mit Ihren Kindern umgehen, können Sie es mit *Impatiens* gegen die Ungeduld und mit *Beech* gegen die Intoleranz versuchen. Auch von *Sweet Chestnut* können Sie profitieren, wenn Sie das Gefühl haben, in Routine zu versinken und keinen Ausweg mehr zu sehen. Diese Essenzen helfen auch jenen Hausfrauen, deren Kinder erwachsen geworden sind und das Haus verlassen haben, und die nun nicht mehr so recht wissen, was sie mit ihrem Leben anfangen sollen. Wenn Sie vor Langeweile in Apathie versinken und sich treiben lassen, brauchen Sie *Wild Rose*. Wenn Sie sich dagegen lethargisch fühlen, so als hätten Sie nicht mehr genügend Kraft, um den kommenden Tag zu bewältigen, werden Sie mit *Hornbeam* ihre Begeisterungsfähigkeit zurückerhalten, um dem Leben mit neuem Mut zu begegnen. *Mustard* hilft jenen Menschen, die sich aus keinem erkennbaren Grund deprimiert fühlen und nur noch wenig Freude am Leben haben. Für überbesorgte Frauen, deren Ehemänner fern von zu Hause arbeiten oder beruflich viel reisen müssen, ist *Red Chestnut* eine Hilfe, sollte der Mann beispielsweise einmal nicht pünktlich zurückkehren.

Einsamkeit

Dr. Bach hat seine Essenzen in sieben Gruppen eingeteilt, und die fünfte Gruppe trägt die Überschrift «Einsamkeit». Dazu zählt er folgende drei Mittel: *Water Violet, Impatiens* und *Heather*. Wiewohl diese Essenzen nicht gegen das Gefühl der Einsamkeit an sich wirken, hat doch jede von ihnen ihre individuellen Aspekte, die je nach Persönlichkeit und Wesen bei Einsamkeit hilfreich sein können. *Water Violet* ist für Menschen, die prinzipiell ihre eigene Gesellschaft vorziehen. Sie können sich für das Alleinleben entscheiden, ziehen es möglicherweise auch vor, ledig zu bleiben, doch ob sie nun heiraten mögen oder auch nicht, in jedem Fall handelt es sich um reservierte, distanzierte Menschen. Meistens gehen sie auf «Sicherheitsdistanz» zu anderen Menschen, es ist sogar möglich, daß nicht einmal der Ehemann oder Partner die Water Violet-Frau vollständig kennenlernt. Als Paar bleiben sie möglicherweise unter sich, doch gibt es viele von ihnen, die extrovertiertere und geselligere Männer heiraten, die dann die Rolle des «freundlichen Nachbarn» übernehmen, was es der Water Violet-Frau ermöglicht, die von ihr bevorzugte Zurückgezogenheit und Ruhe zu genießen. Menschen dieser Art sprechen nicht freimütig mit anderen, behalten ihre Gefühle für sich und leiden manchmal aufgrund ihrer distanzierten Persönlichkeit unter Einsamkeit. Andere Menschen haben oft das Gefühl, daß es zu aufdringlich wäre, ihnen ihre Freundschaft anzubieten, und so halten sie sich, obwohl sie es möglicherweise sogar bedauern, von ihnen fern. Dann fühlt sich die Water Violet-Frau vielleicht noch isolierter und genießt nicht etwa den Frieden und die Ruhe des Alleinseins, sondern empfindet sich als Opfer der Einsamkeit. Die Typen-Essenz *Water Violet* könnte ihr helfen, die Kluft zur äußeren Welt zu überbrücken, damit andere begreifen, daß sie nicht zu stolz oder zu selbstbezogen ist, um gelegentlich etwas Gesellschaft zu mögen.

Heather-Menschen sind im Gegensatz dazu *äußerst* gesellig. Es sind redselige Leute, die anderen, wenn sie ihnen die Gelegenheit dazu geben, alles über sich, ihre Familie, ihre Freunde, das Zuhause, den Garten, die Arbeit und so weiter erzählen werden. Dr. Bach pflegte sie liebevoll als «Knopfdreher» zu bezeichnen, weil sie meist sehr nahe an das Gesicht ihres Gegenübers heranrücken, um sich dessen Aufmerksamkeit zu versichern. Heather-Menschen fühlen sich daher sehr einsam, wenn sie einen vertrauten Gesprächspartner verlieren. Dann wird auch der negative Aspekt ihres Wesens deutlich, denn nun fangen sie an, praktisch jeden Menschen zu «löchern», der ihnen zuzuhören bereit ist. Aus diesem Grund werden sie allgemein gemieden, was ihre Einsamkeit noch verstärkt. So wird daraus ein Teufelskreis. *Hether* verhilft solchen Menschen zu der Erkenntnis, daß Beziehungen zu anderen Menschen nie einseitig sein können und daß es vielleicht sehr interessant sein kann, sich anzuhören, was andere Menschen zu sagen haben. Diese Gegenseitigkeit nützt beiden Seiten und ist unerläßlich für die Gründung einer dauerhaften Freundschaft.

Impatiens-Typen sind Menschen von schnellem Verstand, die ebenso schnell handeln. Sie denken, sprechen und bewegen sich schnell. So reagieren sie auch leicht gereizt auf andere, die langsamer sind, und werden leicht ungeduldig. Oft sind sie auch übernervös, fiebern der nächsten Aufgabe entgegen, und nicht selten rast ihr Verstand den Ereignissen weit voraus. Solche Menschen arbeiten lieber allein, damit sie, unbehindert durch andere, die langsam und methodisch vorgehen, ihr eigenes Arbeitstempo halten können. Dieser Drang nach Freiraum und Alleinsein zeichnet sowohl den Impatiens- als auch den Water Violet-Typ aus, aber auf unterschiedliche Weise und aus unterschiedlichen Gründen. Wenn die Impatiens-Frau in ihrem Bedürfnis nach eigenem Freiraum die Brücken zu anderen abbricht, vielleicht sogar nachdem sie gereizt und ungeduldig mit ihnen umgegangen ist, kann das zu Einsamkeit führen. Für Frauen dieses Typs ist *Impatiens* angezeigt. Dieses Mittel wird ihnen helfen, sich ein wenig mehr Zeit zu gönnen, damit sie ohne Unbehagen mit anderen zusammenleben und -arbeiten können, sogar mit jenen, die nicht so schnell sind wie sie.

Die obige Liste erhebt keinen Anspruch auf Ausschließlichkeit – auch Frauen von völlig anderem Wesen können unter Einsamkeit leiden. Sie sollten stets Ihre individuelle Persönlichkeit mitberücksichtigen, um zu der Bachblütenessenz zu finden, die Ihren Bedürfnissen am meisten entspricht.

Es gibt zahlreiche Gründe, weshalb eine Frau allein sein oder sich einsam fühlen kann. Vielleicht hat sie gerade eine Scheidung, Trennung oder den Tod des Ehemannes erlebt, vielleicht arbeitet ihr Ehemann oder Partner fern von zu Hause oder geht jeden Abend allein aus. All das sind Faktoren, die die Einsamkeit fördern können. Gleichermaßen kann auch eine Frau, die freiwillig lieber allein lebt, gelegentlich Phasen verzweifelter Einsamkeit durchmachen.

Allein zu leben kann sehr erfüllend sein und einer Frau die Möglichkeit geben, ihre Unabhängigkeit frei von den Fesseln einer Ehepartnerschaft zu genießen. Wenn Sie tun und lassen können, was Sie wollen und wann Sie es wollen, wenn Sie Ihr Heim nach Ihren eigenen Wünschen gestalten und dem Beruf und der Freizeitbetätigung nachgehen können, die Ihnen am meisten behagen, ohne dabei Rücksicht auf die Vorlieben eines anderen nehmen zu müssen, bedeutet dies, daß Sie für sich selbst denken und leben können. Es gibt aber auch Frauen, die nicht aus eigener Wahl, sondern bedingt durch die Umstände allein leben. Sie empfinden oft Enttäuschung oder Bedauern, weil selbst auf noch so frohe Zusammenkünfte mit zahlreichen Freunden und Bekannten immer wieder einsame Heimfahrten und ruhige, aber einsame Nächte folgen.

Die Eingewöhnung stellt einen wichtigen Aspekt beim Umgang mit der Einsamkeit dar; Eingewöhnung in ein neues Leben für jene, die sich haben scheiden lassen oder seit kurzer Zeit getrennt leben, und Eingewöhnung in das Leben, wie es ist, für jene, die aus anderen Gründen allein sind. *Walnut* ist das Mittel, das in dieser Übergangszeit helfen kann, sich in einer neuen häuslichen Umgebung zurechtzufinden oder mit einem neuen Lebensstil umgehen zu lernen; es hilft, frei von den Fesseln der Vergangenheit weiterzugehen. Scheidung oder Trennung kann eine höchst traumatische Erfahrung sein. Es mag alle möglichen Gründe geben, warum eine Beziehung in die Brüche geht, und daher ist das Spektrum der damit einhergehenden Gefühle ebenfalls sehr breit. Viele der sich um die Trauer rankenden Gefühle begleiten auch das Erlebnis der Scheidung. Die Bachblütenessenzen behandeln die Gefühle und Stimmungen, die von einem bestimmten Ereignis ausgelöst wurden, welches Ereignis das war, ist letztlich unwichtig. Führt eine Scheidung zu Schuldgefühlen, hilft *Pine*, ebenso bei Selbstvorwürfen nach dem Tod des Ehegatten. Wenn Sie der Verlust eines lieben Menschen in tiefe Verzweiflung stürzt, ist *Star of Bethlehem* ebenso angezeigt wie *Sweet Chestnut*. Auch Groll oder Verbitterung können nach einem solchen Verlust auftreten, was entweder nach *Willow* verlangt oder, sollte das Gefühl noch heftiger sein (Haß, Eifersucht oder Mißtrauen), nach *Holly*. Wenn die Essenzen auch Ihre Lebensumstände nicht ändern können, so können sie Ihnen doch immerhin dabei behilflich sein, mit größerer Hoffnung und Optimismus voranzuschreiten und sich mit den negativen Gefühlen auseinanderzusetzen, die Ihrer Lebensfreude im Wege stehen.

Der Umgang mit Krankheit

Dr. Bach war der Auffassung, daß alle Krankheiten aus einer Disharmonie in unserem Wesen entstehen – durch Blockaden, die den Fluß der Lebenskraft zwischen Seele, Geist und Körper behindern. Dr. Bach zufolge ist Krankheit also lediglich eine Manifestation dieser Disharmonie, die Form, in der der Körper seinem Unbehagen Ausdruck verleiht.

Es gibt Krankheiten und Beschwerden, die gerade in unserer Zeit immer häufiger auftreten, Krankheiten, von denen vergangene Generationen anscheinend nicht heimgesucht wurden. Möglich ist auch, daß es diese Krankheiten zwar gab, daß man damals jedoch keine eigene Bezeichnung dafür hatte.

Drei dieser Krankheiten werden wir uns genauer ansehen, und zwar deshalb, weil Frauen sehr viel häufiger davon betroffen sind als Männer.

Myalgische Enzephalomyelitis: Diese Krankheit ist besser unter der Bezeichnung «M. E.» oder «Postvirales Ermüdungssyndrom» bekannt. Sie folgt auf eine Virusinfektion, am häufigsten auf Grippe und Drüsenfieber. Zunächst scheint es, als sei die ursprüngliche Virusinfektion beendet, in Wirklichkeit aber verbleibt der Virus latent im Organismus und wird von Zeit zu Zeit wieder aktiv, wobei er grippeähnliche Symptome auslöst. Manchmal treten diese Symptome in ständiger Folge auf, so daß der Organismus niemals wirklich symptomfrei ist. Bevor dieses Krankheitsbild genauer bekannt war, hielt man die Krankheit für «eingebildet», weil ihre Symptome so vage waren und sich kein körperlicher Faktor eindeutig bestimmen ließ. Heute erkennen die meisten Ärzte M. E. als echte Erkrankung mit echten Symptomen an, obwohl es noch immer einige skeptische Mediziner gibt, die ihre Existenz bestreiten.

Die Symptome der M. E. können in ihrer Stärke von einem Individuum zum anderen stark schwanken, doch gibt es ein klassisches Symptom, das bei allen Betroffenen zu beobachten ist: die Ermüdung. Sie kann in extremen Fällen so stark sein, daß sich die (der) Betroffene nur einige wenige Stunden am Tag aktiv bewegen kann und exzessiver Ruhepausen bedarf. Auch Lethargie ist ein häufiges Symptom, ebenso ein allgemeines Gefühl des Krankseins. Manche Betroffenen leiden unter extremer Nervosität, Panikanfällen, Depression oder Konzentrationsmangel, andere dagegen unter Gelenk- und Kopfschmerzen. Wie immer die Symptome im einzelnen auch aussehen mögen, für die Anwendung der Bachblütenessenzen steht vor allem die Persönlichkeit und die gefühlsmäßige Einstellung der Leidenden im Vordergrund. M. E. befällt häufig Frauen (und Männer) in fordernden Berufen, die unter Druck arbeiten müssen oder verantwortliche Positionen innehaben und deshalb ständig Überstunden machen und sich überfordern. Wenn eine solche Frau erkrankt, wird sie häufig zu früh an ihren Arbeitsplatz zurückkehren oder sogar trotz ihrer Krankheit weiterarbeiten und das Ruhebedürfnis ihres Körpers ignorieren. Auf diese Weise nimmt sie sich selbst jede Gelegenheit zur Erholung, und ihr übermüdeter Organismus protestiert dementsprechend, indem er auf Ruhe *besteht*. M. E. kann durchaus so schwächend wirken, daß die Ruhepause irgendwann unvermeidbar ist!

Wenn Sie das passende Gegenmittel bestimmen wollen, müssen Sie Ihre besondere Natur, Ihr Temperament und Ihren Charakter berücksichtigen, ebenso Ihre Stimmungen und Emotionen, damit Sie Ihr *Gefühl* in Einklang mit Ihrem *Zustand* bringen können. Wenn Sie ein vorpreschender Typ sind, ein Workaholic, immer aktiv, unter Streß und Spannung durch Frustration leidend, dann brauchen Sie *Vervain*. Wenn Sie ein geistig sehr schneller Mensch sind, der zu voreiligen Handlungen neigt, ständig auf Termine achtet und voller Ungeduld Zeitpläne erfüllen will, dann ist *Impatiens* das geeignete Mittel. Gehören Sie dagegen zu den Menschen, die sich nicht aufregen, sondern die Dinge nehmen, wie sie kommen, die durch Dick und Dünn marschieren, ohne sich von Rückschlägen oder Frustration aufhalten zu lassen, um statt dessen stark und fest voranzudrängen, dann ist *Oak* das Mittel für Ihren «Typ». Sind Sie sehr streng mit sich selbst, zwingen Sie sich eine feste Arbeitsroutine auf, verlangen Sie sich Disziplin ab und erwarten Sie von anderen das gleiche, dann ist *Rock Water* Ihre persönliche Essenz.

Das waren einige Beispiele für konstitutionelle «Typenmittel», die Ihnen innere Gelassenheit und Harmonie zurückbringen können. Wenn die Dinge jedoch schieflaufen oder wenn Sie sich nicht wohlfühlen, so daß etwas, das normalerweise kein großes Problem wäre, plötzlich sehr bedrückend oder beengend wirkt, können auch andere Mittel hilfreich sein. So hilft beispielsweise *Olive*, die Erschöpfung zu lindern oder ihr wenigstens die Schärfe zu nehmen, obwohl die Müdigkeit in diesem Fall symptomatisch ist, weshalb es wichtig ist, zugleich auch ihre Ursache zu beheben. *Hornbeam* kann Ihnen helfen, wenn Sie sich lethargisch, matt und der Arbeit nicht gewachsen fühlen, wenn Sie das Gefühl haben, daß alles viel zuviel Anstrengung bedeutet, und sich wünschen, Sie könnten es auf einen anderen Tag verschieben. *White Chestnut* hilft gegen die Gedanken und Argumente, die unentwegt im Kopf kreisen. *Rock Rose* ist das Mittel zur Linderung Entsetzen einflößender Ängste, *Cherry Plum* gegen außer Kontrolle geratene Gedanken, die aus einer Mücke einen Elefanten machen und sich völlig maßlos irgendwelche Situationen ausmalen. *Mustard* hilft gegen die Depression, die sich ohne erkennbaren Grund wie eine dunkle Wolke über Sie legt. *Gentian* ist gegen die Depression mit bekannter Ursache, wenn Sie also wissen, *weshalb* Sie so niedergeschlagen sind. *Sweet Chestnut* hilft die Verzweiflung zu lindern, wenn Sie sich hilflos fühlen und nur noch schwarzsehen. *Gorse* stellt dort wieder Hoffnung her, wo ein Mensch seinen Glauben an eine Therapie verloren hat. *Wild Rose* hilft jenen, die sich mit ihrem Leiden schon abgefunden haben. *Crab Apple* hilft Menschen, die sich «krank» fühlen und das Bedürfnis nach Reinigung verspüren. *Larch* stellt verlorenes Selbstvertrauen wieder her. *Cerato* bringt den Glauben an sich selbst und das Vertrauen in die eigene Intuition und Weisheit zurück. *Elm* hilft jenen, denen die Bürde der Verantwortung zu schwer wird und die sich unzulänglich und ihrer Aufgabe nicht gewachsen fühlen. *Clematis* fördert die Konzentration, wenn Ihr Geist die Neigung hat, «auf Wanderschaft» zu gehen.

Vielleicht finden Sie es auch hilfreich, etwas von Ihrer persönlichen Essenz oder sogar *Rescue Remedy* in Ihr Badewasser zu geben (ungefähr 20 Tropfen), da sich dies oft entspannend auswirkt. Am Ende des Tages ist auch ein Aromatherapiebad sehr erholsam. Ich persönlich empfinde ein Bad mit ein paar Tropfen Lavendelessenz als sehr beruhigend. Andere Möglichkeiten der Entspannung sind regelmäßige Yogaübungen, die Ihnen helfen, den Tag mit einem frischeren Gefühl zu beginnen und sich am Abend zu entkrampfen. Sie können sich aber auch eine Aromatherapiemassage gönnen oder einen Besuch beim Chiropraktiker, wenn Ihnen der Rücken weh tun sollte. Beides wirkt wunderbar verjüngend.

Reizdarm: Dieser Krankheit gesteht man zwar schnell zu, daß sie auf Streß beruht, aber sie hängt auch mit einer auf Mangel an Ballaststoffen zurückzuführenden Verstopfung zusammen. Es ist eine sehr schmerzhafte und lästige Störung, die den Transport des Stuhls durch den Darm betrifft. Der Dickdarm hat eine natürliche Peristaltik. Er zieht sich auf voller Länge zusammen und entspannt sich wieder, womit er den sich bildenden Stuhl zur Ausscheidung in Richtung After befördert. Beim Reizdarm ist der Stuhl in der Regel hart und trocken, was zu Verstopfung führt. Verstopfung selbst bedeutet noch keinen Reizdarm, aber wenn der harte Stuhl eine Reizung der Darminnenwand bewirkt, kann dies zu einer schmerzhaften Entzündung führen. Dadurch verkrampft sich der Darm, was starke Schmerzen verursacht. Der Schmerz ist im Unterleibsbereich spürbar, und zwar zu beiden Seiten, meistens jedoch links. Es ist ein krampfender Schmerz, der in Wellen auftritt und äußerst qualvoll sein kann. Die Leerung des Darms lindert zwar den Schmerz, wegen der Verstopfung und der durch ihre Rückstände ausgelösten Irritation bedeutet sie jedoch meistens nur vorübergehende Erleichterung. Schon bald kehrt der Schmerz zurück, wenn sich der Darm bei dem Versuch, den sperrigen Stuhl auszustoßen, erneut verkrampft. Der Grad der Reizdarmbeschwerden hängt von der jeweils betroffenen Person ab. Manche erleben diese Schmerzanfälle nur gelegentlich, andere leiden ständig unter Schmerzen. Es ist offensichtlich, daß die Ernährung hier eine große Rolle spielt. Sie sollten viel grünes Gemüse, frisches Obst und Salat zu sich nehmen und dazu viel Wasser und Saft trinken. Auch Ballaststoffe sind extrem wichtig, um den Stuhl weich zu halten und damit eine Irritation der Darmschleimhaut zu vermeiden. Vollkornbrot und Zerealien sowie grünes Blattgemüse bieten hinreichend Faser- oder Ballaststoffe. Kleie allein ist geschmacklich ziemlich farblos, gibt aber einen guten Verdicker für andere Speisen ab, was sie dann auch schmackhafter macht.

Auch regelmäßige Bewegung ist wichtig, weil dadurch die Sauerstoffzufuhr in alle Körperbereiche erhöht und der Organismus angeregt wird. Die folgende Yogaübung ist hervorragend geeignet, um eine gute Darmperistaltik zu gewährleisten. Man führt sie am besten morgens noch vor dem Frühstück durch.

Setzen Sie sich mit gekreuzen Beinen auf den Boden, im Lotus- oder Halblotussitz, was immer bequemer ist, wobei der Rücken gerade, aber nicht steif sein soll. Schließen Sie die Augen, legen Sie die Hände auf die Knie, die Handflächen nach oben, Daumen- und Zeigefingerspitzen aneinandergelegt. Nun atmen Sie durch die Nase aus, leeren Ihre Lungen und atmen langsam wieder durch die Nase ein, wobei Sie zuerst den Brustkorb füllen und dabei die Schultern heben, während er sich ausdehnt, um mit zunehmend tiefer werdendem Atem auch den Unterleib vorzuwölben. Nachdem Sie so tief eingeatmet haben, wie Sie können, beginnen Sie langsam durch die Nase auszuatmen, wobei Sie die Schultern entspannen und den Unterleib einziehen. Wiederholen Sie diesen vollständigen Atemzyklus einige Male, aber strengen Sie sich dabei nicht an. Danach können Sie mit Ihren Darmübungen beginnen. Bleiben Sie in derselben Haltung sitzen und atmen Sie normal. Legen Sie die Hände auf den Unterleib und ziehen Sie die Unterleibsmuskulatur zusammen. Nun lösen Sie sie wieder. Ziehen Sie erneut zusammen und drücken Sie die Muskeln diesmal etwas kräftiger vor. Lassen Sie die Muskeln «herauschnellen». Dann wieder einziehen und herausschnellen lassen. Tun Sie dies drei- oder viermal in schneller Reihenfolge mit Pausen von ungefähr einer halben bis einer Sekunde. Nun entspannen Sie sich und atmen wieder normal. Vollführen Sie eine vollständige Tiefatmung wie oben beschrieben und beginnen Sie erneut mit der Unterleibsübung, wobei Sie die Muskeln bis zu zehnmal anspannen. Dann ruhen Sie sich wieder aus, atmen normal und beenden den Zyklus mit einer Vollatmung.

Reizdarmattacken treten meistens dann auf, wenn die (der) Leidende eine aufwühlende oder ermüdene Phase durchmacht oder mehr Verantwortung oder Sorgen bewältigen muß als sonst. Deshalb besteht die beste Therapie natürlich darin, Streß zu vermeiden oder, wenn er dennoch auftritt, sanft mit ihm umzugehen, denn bekanntlich ist Vorbeugen immer besser als Heilen. Zusätzlich zu den oben geschilderten praktischen Ratschlägen können auch die Bachblütenessenzen bei der Entspannung helfen und das Gemüt beruhigen. Die in dem Abschnitt über M.E. besprochenen Mittel gelten auch für Reizdarmbeschwerden, weil beiden Erkrankungen ähnliche Dispositionsfaktoren zugrunde liegen: *Vervain* für den Workaholic; *Impatiens* bei Gereiztheit, Ungeduld und Streß durch Terminarbeit; *White Chestnut* gegen Sorgen und kummervolle Gedanken; *Olive* bei Müdigkeit und Erschöpfung; *Aspen* bei Bangigkeit und dem Gefühl, ständig «gespannt wie ein Flitzebogen» zu sein; *Beech*, wenn man zum Nörgeln und zum Überkritisieren neigt; *Willow* gegen Groll oder Selbstmitleid (eine häufige Auswirkung von zu viel Verantwortung und übergroßem Druck); *Sweet Chestnut* bei Verzweiflung und gegen verzweifelte Tränen; *Elm*, wenn die Verantwortung allzu erdrückend wird, sowie *Rescue Remedy* in Notfällen, wenn Sie akute Schmerzen haben oder sich in einem Zustand des Schocks oder der Panik befinden.

Tiefentspannungsübungen und Meditation sind hervorragende und leicht zugängliche Methoden zur Wiederherstellung des inneren Friedens und der Gemütsruhe. Wenn Sie sich jeden Tag zehn Minuten lang vollständig entspannen können, werden Sie feststellen, daß der Schlaf Sie sehr viel mehr erfrischt als vorher, wodurch Sie besser auf den folgenden Tag vorbereitet sind.

Nehmen Sie sich etwas Zeit für sich selbst, in der Sie allein und ungestört sind. Ziehen Sie lockere und bequeme Kleidung an und legen Sie sich auf eine feste Matratze oder auf den Fußboden. Legen Sie sich auf den Rücken, die Handflächen weisen nach oben, die Arme liegen mit einigen Zentimentern Abstand neben dem Körper, und auch die Beine liegen leicht auseinander. Nun schließen Sie die Augen und versuchen, sich Ihren am Boden liegenden Körper vorzustellen. Als nächstes richten Sie Ihre Aufmerksamkeit nacheinander auf jeden Körperteil, beginnend mit Ihren Füßen, die Beine hinauf, den Rumpf entlang bis zu den Schultern, die Arme hinunter zu den Fingern, und schließlich auch auf Hals und Gesicht. Während Sie sich jeden Körperteil vorstellen, spannen Sie die entsprechenden Muskeln kräftig an. Halten Sie sie einige Sekunden angespannt, um die Spannung dann nach und nach wieder zu lösen, damit sich der Körperteil ganz entspannen kann, wobei Sie sich diesmal auf die Entspannung selbst konzentrieren. So bearbeiten Sie Schritt um Schritt Ihren ganzen Körper, spannen also jeden Teil erst an und lösen ihn dann wieder. Nachdem Sie damit fertig sind, überprüfen Sie mit Ihrem geistigen Auge Ihren gesamten Körper und stellen fest, welche Bereiche noch nicht völlig entspannt sind. Entspannen Sie auch diese, lassen Sie Ihren Körper in den Boden sinken, öffnen Sie den Mund und lassen Sie die Atmung flach werden. Richten Sie Ihren Geist nun auf einen beruhigenden Gedanken. Das kann ein Ort sein, den Sie mögen, eine Blume oder ein Gemälde, das Ihnen gefällt, oder Sie stellen sich vor, wie Sie in der Sonne an einem Strand liegen, weitab vom Gewimmel des Alltags. Versuchen Sie, diese Ruhe so lange aufrechtzuhalten, wie Sie können, aber selbst wenn Ihnen dies nur einige wenige Minuten gelingen sollte, werden Sie sich dadurch schon sehr viel besser fühlen.

Sportliche Betätigung ist eine hervorragende Möglichkeit, um überschüssiges Adrenalin abzubauen, das sich während eines anstrengenden Arbeitstages aufgestaut hat. Auch Zorn und Frustration können dadurch abreagiert werden, und wenn Sie sich müde oder «zerschlagen» fühlen, werden Frischluftübungen wie Jogging, Radfahren, Schwimmen oder Aerobic Ihnen helfen, Ihre Kräfte zu erneuern. Wichtig ist bei all diesen Sportarten, daß sie Ihnen Spaß machen. Lassen Sie sie nicht zu einer bloßen Pflicht werden, die Sie erfüllen *müssen*, obwohl Sie es lieber nicht täten. Was Ihnen Freude bereitet, werden Sie auch regelmäßig tun wollen, und genau darum geht es hier. Sportarten wie Tennis und Squash sind ebenfalls hervorragende «Durchpuster»; die Ihnen vielleicht noch mehr behagen, vor allem wenn Sie einen Partner haben, der auch gern fit bleiben möchte. Wenn Ihnen all diese Sportarten zu anstrengend sind, können Sie auch mit regelmäßigen Spaziergängen eine Menge Gutes bewirken.

Finden Sie heraus, bei welcher Tätigkeit Sie sich am besten entspannen können. Malen kann eine ebenso gute Entspannungsübung sein wie Stricken und Nähen oder Musizieren. Es geht darum, daß Sie die Tätigkeit genießen, daß es etwas ist, in dem Sie sich «verlieren» können. Gartenarbeit ist ebenfalls eine gute Entspannungsübung, bei der Sie auch noch genügend Bewegung bekommen und die Früchte Ihrer eigenen Arbeit genießen können.

Soor: Candida albicans, allgemein auch als Soor bekannt, ist eine Pilzinfektion der Geschlechtsorgane. Sie entwickelt sich in der Vagina, wo die Bedingungen dafür genau richtig sind, und führt zu intensivem Juckreiz und Wundheit sowie zu einem Vaginalausfluß, der eine gewisse Ähnlichkeit mit Hüttenkäse hat. Soor tritt meist auf, wenn die Leidende entkräftet ist oder unter Streß steht, und kommt leider sehr häufig vor. Wer einmal davon befallen wurde, wird meistens immer und immer wieder davon heimgesucht. Fördernde Faktoren sind Müdigkeit, Depression, Krankheit oder Streß, ebenso übermäßige Hitze und Schweißbildung, beispielsweise bei heißem Wetter, oder lange, ausgedehnte Reisen, vor allem in heißen Ländern; außerdem das Tragen von zu enger Kleidung oder von Höschen aus synthetischem Material. Gegen Soor sind jene Bachblütenessenzen geeignet, die die fördernden Faktoren der Erkrankung beheben, also die Müdigkeit oder den Streß. Auch ein kühles Bad mit ein paar Tropfen *Rescue Remedy* und *Crab Apple* kann stark lindernd wirken. *Rescue Remedy Creme* kann ebenfalls hilfreich sein, vor allem, wenn Sie sie abends um die Scheidenöffnung herum auftragen, was die Irritation lindert und die Entzündung zurückgehen läßt.

Geschlechtskrankheiten: Es gibt zahlreiche Geschlechtskrankheiten (eigentlich: durch Geschlechtsverkehr übertragene Erkrankungen), und ich möchte an dieser Stelle auf einige davon kurz eingehen, da sie unsere gesellschaftlichen Aktivitäten berühren.

Gonorrhöe und Syphilis sind die «klassischen» Geschlechtskrankheiten. Die Gonorrhöe (der Tripper) kommt häufiger vor als die Syphilis und ist bei sexuellem Kontakt mit einem infizierten Partner hochgradig ansteckend. Sie kann sowohl vom Mann auf die Frau als auch von der Frau auf den Mann übertragen werden, und hat sich eine Frau erst einmal damit angesteckt, nisten sich die Gonokokken in der warmen, feuchten Scheidenatmosphäre ein. Zu den Symptomen der Gonorrhöe gehören ein ungewöhnlicher, cremiggelber Scheidenausfluß, ein Brennen beim Wasserlassen und manchmal auch Unterleibsschmerzen. Allerdings treten bei der Mehrheit aller Frauen überhaupt keine Symptome auf, so daß eine Frau möglicherweise gar nicht weiß, daß sie infiziert ist, und erst mißtrauisch wird, wenn ihr Partner über entsprechende Symptome klagt. An der nichtdiagnostizierten Gonorrhöe ist vor allem gefährlich, daß sich die Infektion in die Gebärmutter und in die Eileiter ausbreiten kann, was zu einer Salpingitis (Eileiterentzündung) und danach zu Unfruchtbarkeit führen kann. Gonorrhöe ist aber heilbar, und Komplikationen lassen sich durch frühzeitige Diagnose und Behandlung durchaus vermeiden. Deshalb sollten Sie sich auf jeden Fall untersuchen lassen, wenn Sie den Verdacht hegen, sich angesteckt zu haben.

Die Syphilis ist eine weniger weitverbreitete, aber ebenfalls sehr gefährliche Krankheit. Sie kann, wenn sie nicht behandelt wird, zu langfristigen Komplikationen führen, die das Nervensystem und das Herz beeinträchtigen. Im Primärstadium äußert sich Syphilis in Form einer schmerzlosen Erosion, meist an den Geschlechtsorganen, möglicherweise sogar im Scheideninneren, wo man sie nicht sehen kann und wo sie auch oft unbemerkt bleibt, weil sie ja schmerzlos verläuft. Im Sekundärstadium zeigen sich rosa Hautflecken, mit denen ein allgemeines Unwohlsein einhergeht. Diese Rötungen halten mehrere Wochen vor. Das Tertiärstadium ist eine Zeit scheinbarer Gesundheit, da die Erkrankung beendet zu sein scheint. Tatsächlich verbleibt sie aber im Körper und kann irgendwann in der Zukunft erneut ausbrechen. Dann führt sie zu schweren Nervenstörungen und/oder Herz-, Augen- und Ohrenschädigungen. Wird sie jedoch rechtzeitig diagnostiziert, ist die Krankheit voll heilbar.

Über Herpes wurde in den letzten Jahren sehr viel veröffentlicht, was Anlaß zu Furcht und Hoffnungslosigkeit gegeben hat. Es gibt fünf Stränge des Virus: den Windpocken-Virus (Zoster), den Drüsenfieber-Virus, den Zytomegalie-Virus, den Herpes simplex-Virus 1 und den Herpes simplex-Virus 2. Der Herpes-Virus 1 verursacht Bläschen auf den Lippen, die man auch als «Reizbläschen» bezeichnet. Der Herpes-Virus 2 befällt die Genitalien. Wenngleich der Virus 1 durch Ausbreitung *auch* die Genitalien befallen kann, müssen Reizbläschen nicht zwingend sexuell übertragen worden sein. Die Erkrankung ist jedoch ansteckend, und weil sie die Schleimhaut befällt, kann sie auch die Geschlechtsorgane infizieren, wenn der Kontakt bei offener, ausgebrochener Herpes stattfindet. Es ist auch wichtig, eine Selbstinfektion zu vermeiden, indem man auf persönliche Hygiene achtet und sich jedesmal sorgfältig die Hände wäscht, nachdem man die Lippen berührt hat. Reizbläschen werden oft durch Streß oder Unruhe mitverursacht und können durch Sonneneinstrahlung noch verstärkt werden. Das Auftragen von *Rescue Remedy Creme* auf die betroffene Stelle sofort nach Erscheinen der Reizbläschen lindert den Schmerz und fördert die Heilung, so daß sich die Attacke weniger stark auswirkt.

Der Herpes-Virus 2 verursacht Bläschenhaufen an den Geschlechtsorganen, die nach dem Platzen verschorfen. Wenn der

Schorf abfällt oder abgerissen wird, ist die darunterliegende Wunde hochgradig ansteckend. Der ganze Vorgang ist äußerst schmerzhaft und kann sogar die Einnahme von Schmerzmitteln erforderlich machen. Reibung und Feuchtigkeit begünstigen die Ausbreitung der Erkrankung, so daß die Scheide sauber und trocken gehalten werden sollte. Das ist zwar leichter gesagt als getan, aber es hilft schon, weite Baumwollschlüpfer zu tragen. Wenngleich *Rescue Remedy Creme* auch kein Mittel gegen den Herpes-Virus selbst ist, kann sie doch helfen, das durch die Krankheit hervorgerufene Unbehagen zu lindern. Sie können die Scheide auch mit Wasser spülen, in das Sie ein paar Tropfen *Rescue Remedy* und *Crab Apple* gegeben haben.

Herpes 2 ist in den Ruf gelangt, eine unheilbare und schmerzhafte Erkrankung zu sein, die bis in alle Ewigkeit immer wiederkehrt. Obwohl das in gewissem Umfang auch stimmt, greift der Virus Frauen nur wenige Male an, und die erste Attacke ist immer die schlimmste, während die zweite und die folgenden weniger heftig verlaufen. Manche Frauen erleiden sogar nie eine zweite Attacke. Allerdings löst die Diagnose Herpes eine Menge gefühlsmäßiger Unruhe aus – Verzweiflung, Depression, Schock, Schuldgefühle und Furcht –, und wenn die Bachblütenessenzen auch keine Kur gegen Herpes selbst darstellen, können sie doch immerhin die emotionale Qual reduzieren. *Gentian* hilft bei Depression, ebenso wie *Sweet Chestnut*, wenn man generell alles nur noch schwarzsieht; *Star of Bethlehem* wirkt gegen den Schock der Diagnose; *Pine* ist angezeigt, wenn Sie Schuldgefühle hegen, weil Sie sich die Krankheit zugezogen oder Ihren Partner damit angesteckt haben; *Mimulus* ist bei Angst angezeigt, *Rock Rose* bei Entsetzen und Panik. Herpes 2 wird zwar sexuell übertragen, gilt jedoch nicht als eigentliche Geschlechtskrankheit und sollte daher auch nicht mit dem gleichen Stigma belegt werden wie die anderen, die man im allgemeinen mit Promiskuität verbindet. Der Herpes-Virus kann auch bei der Geburt von einer erkrankten Mutter an ihr Kind weitergegeben werden und möglicherweise ein ganzes Leben lang latent im Organismus vorhanden sein, bis er aus irgendeinem Grund aktiviert wird. Die Erkrankung hat auch nicht unbedingt etwas mit Promiskuität zu tun – Sie können sogar davon befallen werden, wenn Sie nur einen einzigen Partner im Leben hatten. Jede sexuell übertragene Krankheit kann zu Selbstekel oder dem Gefühl der Beschmutzung führen, wogegen *Crab Apple* ein ideales Mittel darstellt, weil es diese selbstverachtenden Emotionen dämpft.

Seit die Diskussion über AIDS öffentlich geführt wird, wird zum Gebrauch von Kondomen als Mittel gegen seine Übertragung geraten. Kondome waren eine Zeitlang aus der Mode gekommen, weil sie nicht nur lästig sind, sondern durch ihre umständliche Handhabung auch das Vergnügen an spontanem Sex beeinträchtigen. Andererseits besitzen sie Vorzüge, wie sie kein anderes Verhütungsmittel aufweisen kann, weil sie eine beinahe vollständige Schutzschicht zwischen den männlichen und den weiblichen Genitalien herstellen und damit das Risiko einer sexuellen Krankheitsübertragung erheblich reduzieren.

Jede sexuelle Aktivität, besonders aber die mit einem neuen Partner, ist von der Furcht begleitet, «sich etwas zu holen». AIDS ist derzeit die am meisten gefürchtete Krankheit, weil sie so lebensbedrohend ist, doch was immer auch der Grund für die Furcht sein mag, wenn es um die Bachblütenessenzen geht, steht immer die Furcht selbst im Vordergrund der Betrachtung. *Mimulus* ist das naheliegendste Mittel gegen Furcht, *Rock Rose* gegen panisches Entsetzen. Doch brauchen Sie nicht unbedingt nur um Ihre eigene Gesundheit und Ihr Wohlergehen zu fürchten, es kann ja auch sein, daß Ihre Furcht jemanden betrifft, den Sie lieben; in diesem Fall wäre *Red Chestnut* angebrachter.

AIDS selbst ist in den Medien weidlich behandelt worden. Es sind zwar immer noch viele Fragen offen, doch beginnt man diese Krankheit allmählich immer besser zu verstehen. So *kann* AIDS zwar durch sexuelle Aktivität übertragen werden, doch ist dies nicht die einzige Möglichkeit. Gleichermaßen *kann* eine Übertragung durch eine infizierte Injektionsnadel erfolgen oder durch eine Bluttransfusion mit dem Blut eines infizierten Spenders oder auch durch Unfall, wenn Blut mit Blut in Kontakt gerät. Zwar werden alle Blutspenden streng untersucht, doch hat es Fälle gegeben, in denen eine infizierte Blutspende unbemerkt durch die Kontrollen rutschte. Daher kann die Krankheit jeden erfassen und bleibt nicht allein auf die sexuell Promiskuösen, auf Drogensüchtige oder homosexuelle Männer beschränkt, wie oft fälschlich angenommen wird.

Die Furcht ist eine Begleiterscheinung der gefährlichen AIDS-Erkrankung, doch bei jemandem, der darunter leidet, kann der emotionale Druck jede erdenkliche Form annehmen, von der völligen Verzweiflung und Hoffnungslosigkeit bis zur achselzuckenden Resignation. Daher kann jede der 38 Bachblütenessenzen gefordert sein, und natürlich ist es auch hier wichtig, die jeweilige Persönlichkeit zu berücksichtigen und eine dem Charakter entsprechende Essenz miteinzubeziehen.

Gegen Hoffnungslosigkeit und trüben Pessimismus ist *Gorse* das geeignete Mittel; *Wild Rose* hilft Menschen, die apathisch sind oder sich mit dem, was auf sie zukommt, fatalistisch abgefunden haben. *Agrimony* hilft jenen Menschen, die oberflächlich betrachtet zwar frohgemut, sorglos und beherrscht wirken, tatsächlich aber ihre Sorgen hinter dieser Fassade verbergen. *Oak* ist für jene, die sich tapfer weitermühen und alles und jedes ausprobieren, ohne jemals die Hoffnung auf Heilung aufzugeben, dies aber vielleicht *übertreiben* und dadurch ihre innere Kraft und ihr Durchhaltevermögen einzubüßen beginnen. *Olive* hilft Betroffenen, die erschöpft, müde und geschwächt sind; *Hornbeam* hilft jenen, die die Kraft brauchen, um den täglichen Anforderungen gewachsen zu sein. *White Chestnut* ist das angezeigte Mittel zur Bekämpfung des Gedankenstrudels; *Aspen* wirkt bei dem bangen Gefühl, daß «irgend etwas passieren» könnte; *Holly* ist für Menschen, die Gott und die Welt hassen, und das verabscheuen, was ihnen widerfahren ist; *Willow* hilft jenen, die einen nachhaltigeren Groll hegen oder sich in Selbstmitleid verlieren. *Pine* ist das

Mittel für jene AIDS-Opfer, die sich schuldig fühlen, sei es wegen ihrer Krankheit oder weil sie ihre Lieben im Stich gelassen haben – ein ganz natürliches Gefühl, obwohl es keinen Grund gibt, sich derlei Selbstvorwürfe zu machen. *Crab Apple* ist das Mittel für Menschen, die sich selbst nicht mögen oder sich verurteilen und nicht einmal ihr eigenes Spiegelbild mehr ertragen können.

An dieser Stelle möchte ich nochmals ausdrücklich betonen, daß die Bachblütenessenzen die Stimmungen und die Emotionen, die Persönlichkeit und das Temperament behandeln. Bei der Auswahl der Essenzen muß man daher den Zustand der/des Betroffenen hintanstellen und sich voll und ganz auf die individuelle Persönlichkeit, ihre Stimmung und ihre Gefühlslage konzentrieren, auf die Einzigartigkeit der/des Leidenden. Wir sind alle verschieden, und daher können ganz verschiedene Essenzen angezeigt sein, obwohl wir vielleicht dasselbe Problem haben. Obwohl die Bachblütenessenzen die Selbstheilungskräfte des Körpers fördern, ist dieser vielleicht nicht immer in der Lage, eine Krankheit erfolgreich zu bekämpfen, die bereits allzu großen Schaden angerichtet oder sich zu fest eingenistet hat. Doch bedeutet ein erkrankter Körper noch keine kranke Seele; wie immer es also ausgehen mag, die Essenzen sind dazu da, Seele und Geist – also das Wesen als Ganzes – zu trösten, zu beruhigen und gelassener werden zu lassen, damit das Leben erträglicher und glücklicher wird und mehr Sinn bekommt.

> «Auch braucht kein Kranker zu verzweifeln, gleich wie ernst es um ihn steht, denn die Tatsache, daß dem Individuum immer noch das physische Leben gewährt bleibt, weist darauf hin, daß die alles bestimmende Seele nicht ohne Hoffnung ist.»
> Edward Bach, *Heal Thyself*

Sexuelle Probleme

Frigidität und Frustration sind wahrscheinlich die häufigsten Probleme psychisch-sexueller Art, mit denen eine Frau konfrontiert werden kann.

Dem Begriff «Frigidität» haftet ein gewisses Stigma an, und oft ruft er das Bild einer Fau wach, die es nicht erträgt, daß ein Mann sie berührt; einer Frau, die kalt und unliebenswert ist oder extrem prüde und die einen schweren Sexualkomplex hat. Dabei bedeutet dieses Wort eigentlich etwas völlig anderes. Die richtige Bezeichnung lautet «Orgasmusdisfunktion», womit die Unfähigkeit einer Frau bezeichnet wird, zu einem sexuellen Höhepunkt zu kommen.

Ein Orgasmus wird durch die körperliche Stimulierung der Klitoris und der Vagina herbeigeführt, weshalb man oft annimmt, daß die Unfähigkeit, zu einem Orgasmus zu gelangen, auf irgendeiner körperlichen Anomalie beruhe. Aber auch wenn es einige wenige Frauen mit einer körperlichen Unfähigkeit zum Orgasmus geben mag, liegt das Problem bei der überwiegenden Mehrheit im Gefühlsleben.

Sexuelle Schwierigkeiten können viele verschiedene Ursachen haben, die häufigste aber ist Angst. Die Wurzel dieser Angst kann beispielsweise in einer strengen oder verklemmten Erziehung liegen, in einer Kindheit, in der Sexualität immer als irgendwie «schmutzig» angesehen wurde; es kann der Schreck sein über irgend etwas, das man als Kind gehört hat; eine unangenehme Erinnerung an die unsensiblen sexuellen Aktivitäten der Eltern, die man als Kind mitansehen mußte. Wenn ein kleines Kind seine Eltern beim Liebemachen sieht, auch wenn dies unfreiwillig geschieht, oder Vater oder Mutter beim Akt mit einem anderen Mann oder einer anderen Frau beobachtet, oder wenn es ältere Geschwister mit Freund oder Freundin in einer eindeutigen Stellung erlebt, kann das ein wirklich sehr furchteinflößender Anblick sein, vor allem dann, wenn das Kind in dem Glauben aufgewachsen ist, daß Sex etwas Böses ist, oder wenn ihm die Sexualität nie erklärt wurde. Häufig tragen diese

Kinder eine lebenslange Furcht vor der Sexualität mit sich herum und leisten Schwüre ab, niemals zuzulassen, daß ein Mann sie auf diese Weise «angreift».

Auch Unwissenheit kann hinter der Angst stecken. Wenn ein Mädchen beispielsweise nicht aufgeklärt ist und noch nie einen erigierten Penis gesehen hat, kann sie allein der Gedanke erschrecken, daß «dieses Ding» in ihre Scheide passen soll. Auch die Furcht vor möglichen Folgen eines sexuellen Kontakts – Schwangerschaft, AIDS, Geschlechtskrankheiten – oder vor der tatsächlichen Penetration kann eine große Rolle spielen. Was die Bachblütenessenzen betrifft, so spielt es keine Rolle, *wovor* eine Frau sich fürchtet, sondern nur, *daß* sie es tut.

Sexualpsychologische Probleme wie diese zu beseitigen, kann Zeit und Geduld erfordern, doch mit Hilfe der Essenzen läßt sich dieser Prozeß um einiges erleichtern. Auch ein Besuch bei einem Sexualtherapeuten kann sinnvoll sein, der solche Probleme mit Sympathie und Unparteilichkeit angeht. Ständige sexuelle Schwierigkeiten belasten jede Ehe oder Partnerschaft und führen schließlich zu Spannungen, Groll und endlosen Streitereien. Auch können sich die Partner dadurch auseinanderleben, und wenn eine Beziehung erst einmal einen Riß hat, dann füllt dieser sich schnell mit dem Gefühl der Einsamkeit, des Ungeliebt- oder Verstoßenseins. Wenn dies zu lange andauert, kann es sein, daß die Partner sich erst einmal wieder völlig neu kennenlernen müssen. Deshalb ist es sehr wichtig, eventuelle Schäden so früh wie möglich zu beheben.

Die sexuellen Schwierigkeiten einer Frau können durch die ihres Partners noch verstärkt oder sogar verursacht werden. Ist ein Mann sexuell inkompetent, kann auch die Frau unter ziemlich großen Streß geraten. Impotenz und vorzeitige Ejakulation sind die häufigsten Männerprobleme, und wenn es auch immer ein paar Ausnahmen geben mag, haben diese Schwierigkeiten in den allermeisten Fällen eine Gefühlsursache. Wenn ein Mann zu früh zum Höhepunkt gelangt, bedeutet das häufig, daß die Frau nicht hinreichend befriedigt wird. Bei Impotenz sind am Ende beide Partner frustriert, wobei aber noch hinzukommt, daß der Mann sich unzulänglich fühlt und die Frau sich vielleicht Vorwürfe macht oder sich fragt, warum ihr Mann sie unattraktiv oder nicht sexy findet. Weshalb erregt sie ihn nicht mehr? Hat er eine andere gefunden? Findet er sie abstoßend, fett oder alt und schlaff? Ist die Mühle der negativen Gedanken erst einmal in Gang gekommen, läßt man sich nur zu leicht von ihr mitreißen.

Ein Paar, das bedingt durch Arbeit, Finanzen oder Familie unter großem Druck steht, kann als Reaktion auf bereits bestehende Frustrationen und Verspanntheit sexuelle Schwierigkeiten entwickeln, die sowohl beim Mann als auch bei der Frau oder bei beiden auftreten können und selbst eine ansonsten durchaus liebevolle Beziehung stören. Sexualpsychologische Probleme stellen also eine Wirkungskette dar, bei der eins zum anderen führt, wenn man es nicht bremst und korrigiert.

Die Libido ist die Manifestation des Geschlechtstriebs. Folglich ist ein Mangel an Libido auch ein Mangel an sexuellem Verlangen. Das wird häufig als Frigidität interpretiert, was aber nicht ganz richtig ist, obwohl Frigidität tatsächlich eine Folgeerscheinung von mangelnder Libido oder eine Ursache dafür sein kann. Es ist andererseits völlig normal, daß während der Schwangerschaft das sexuelle Interesse abnimmt, und im Zuge einer menstruellen Periode sind Phasen größeren und geringeren Verlangens zu beobachten. Ebenso häufig kommt es vor, daß die Libido bei Müdigkeit oder unter Streß nachläßt. Wenn eine Frau den Sex allerdings nicht genießen kann, aus welchem Grund auch immer, verliert sie möglicherweise grundsätzlich das Interesse daran. Auch in einer solchen Situation sollte nach der Ursache des Problems geforscht werden (die mit der entsprechenden Bachblütenessenz behandelt werden kann). Wenn Apathie und Resignation jedoch die Oberhand gewinnen, kann die Beziehung an Zauber verlieren und schal werden, bevor die Probleme ausgeräumt werden konnten. Diese Pattsituation verlangt nach *Wild Rose*. Die Essenz bringt Spannung und Begeisterung zurück, so daß man aus dem Sumpf der Stagnation herauskommt und wieder in der Lage ist, die Dinge positiv anzugehen und auch den Spaß am Sex neu zu entdecken. Die fatalistische Herangehensweise an die Sexualität («Zähne zusammenbeißen und durch») verlangt ebenfalls nach *Wild Rose* oder, wenn die Dominanz eines Partners dafür verantwortlich ist, nach *Centaury*. Ist Erschöpfung für den Mangel an Libido verantwortlich, kann auch *Olive* helfen. *Hornbeam* läßt die abgeflaute Begeisterung wieder aufleben und kuriert das «Kann-das-nicht-bis-morgen-warten»-Syndrom!

Weil sexuelle Probleme immer beide Partner betreffen, ist es wünschenswert, daß sich beide gemeinsam um Hilfe bemühen und sich eingestehen, daß sie ein Problem haben. Die Schwierigkeiten der Frau sind unentwirrbar mit denen des Mannes verflochten. Daher bedürfen beide sorgfältiger Beratung und Führung, damit jede(r) die Schwierigkeiten des anderen begreift und lernt, was er (sie) beitragen kann, um sie zu überwinden. Praktische, unverblümte Ratschläge, wie man dafür sorgt, daß das gemeinsame Liebemachen auch wirklich funktioniert, können zwar durchaus hilfreich sein, ersetzen aber nicht die Suche nach den Grundursachen: Furcht, Angst, Schock, Entsetzen, Ekel oder welches Gefühl auch immer das Problem überhaupt ausgelöst haben mag. Hier können die Bachblütenessenzen helfen, noch dazu wenn sie Hand in Hand mit der praktischen Therapie und der Beratung einhergehen. Die Persönlichkeit der betroffenen Person ist der Schlüssel zu ihrem emotionalen Gleichgewicht, weshalb auf jeden Fall das oder die entsprechenden Typenmittel miteinbezogen werden sollten. Darüber hinaus sollten aber auch weitere Mittel für die jeweiligen Stimmungen eingesetzt werden, immer entsprechend den individuellen Bedürfnissen. Folgende Mittel helfen bei den in diesem Abschnitt behandelten Emotionen.

Star of Bethlehem: bei Schock. Dieser kann durch ein Kindheitserlebnis ausgelöst worden sein oder durch eine traumatische sexuelle Begegnung im Erwachsenenleben.
Rock Rose: bei panischem Entsetzen.

Crab Apple: bei dem Gefühl des Ekels oder der Befleckung.
Mimulus: bei Furcht vor der Sexualität oder sogar vor dem Beratungsgespräch.
Larch: bei Verlegenheit und Furcht vor dem Versagen oder einer unbefriedigenden Leistung.
Agrimony: für Menschen, die ihre Furcht zu verbergen versuchen und so tun, als stünde alles zum besten.
White Chestnut: bei geistiger Zerrissenheit und aufwühlenden, sorgenvollen Gedanken.
Honeysuckle: bei Fixierung auf vergangene Ereignisse; bei zwanghaften Gedanken an ein traumatisches Erlebnis.
Water Violet: für reservierte und zurückgezogene Menschen, um Hemmungen abzubauen.
Rock Water: für Menschen mit strenger Moralauffassung oder solche, die Opfer einer allzu strengen Erziehung sind und dadurch sehr verkrampft und starr reagieren.
Centaury: für Frauen, die zu schwach sind, um für ihre eigenen Bedürfnisse einzutreten, oder sich als Opfer eines dominierenden Vaters oder Ehemanns empfinden.
Chestnut Bud hilft, aus vergangenen Erfahrungen zu lernen, vor allem, wenn es sich um das Vermeiden von Fehlern handelt, die man immer und immer wieder macht.
Willow: bei Groll und Bitterkeit gegenüber Eltern, Umständen, dem Leben im allgemeinen oder gegenüber einem Ehemann oder Partner, der nicht in der Lage ist, die eigenen Bedürfnisse zu befriedigen.
Holly: bei Zorn, der aus Neid, Eifersucht oder Haß entspringt; möglicherweise auch bei Rachsucht und dem Verlangen, zerstörerisch zu sein.
Cherry Plum: bei irrationalen Gedanken und Ideen, die Amok laufen, ebenso bei Übertreibungen.
Wild Rose: bei Resignation.
Hornbeam: wenn Sex als Belastung und nicht als Quelle der Freude empfunden wird.
Olive: bei Ermüdung.
Beech: bei Intoleranz gegenüber Schwächen des Partners.

Entspannungsübungen, Yoga, Sport und körperliche Betätigung allgemein sind hervorragende Mittel zur Behebung von Frustration und Verspannung. Sie wirken sich gesundheitsfördernd sowohl auf den Geist als auch auf den Körper aus und ermöglichen es dem Strom der Lebensenergie, ungehindert zu fließen.

Ein weiterer Aspekt mancher Partnerschaftsprobleme ist das Klammern, das Verlangen, den Partner zu besitzen. Die Ursache dafür kann in der Vergangenheit liegen, etwa wenn man schon einmal von einem Partner verlassen wurde. Ein solches Erlebnis kann die Furcht vor dem Alleinsein fördern und dazu beitragen, daß man nun verzweifelt an allem festhält, was einem an Liebe und Stabilität geboten wird. Dieses Festhalten ist jedoch hochgradig kontraproduktiv, da gerade die übermäßige Sehnsucht, eine Partnerschaft möge doch funktionieren, oft ihr Ende provoziert; allzu leicht verwandelt sich die Gier nach Liebe in Besitzergreifung, Selbstsucht, Argwohn und Eifersucht. Auf diese Weise emotional gefesselt und geknebelt zu sein, führt nur zu Spannungen in der Partnerschaft, zu Streit, Groll und Ablehnung, und schon bald beginnt der Zersetzungsprozeß, der den Anfang vom Ende markiert. Selbstsüchtige Liebe dieser Art und das Fehlen von Verständnis, Fürsorglichkeit und Respekt für die Bedürfnisse des anderen belastet zwangsläufig auch die sexuelle Seite der Partnerschaft. Dieser Bereich funktioniert auf der Basis von Geben und Nehmen; wenn also eine Partei nur noch nimmt, weil sie begierig ist, allein die eigenen Bedürfnisse zu befriedigen, dann ist dieses lebenswichtige Gleichgewicht gestört, und das ganze Gebäude bricht zwangsläufig zusammen. Das Mittel gegen diese negativ aufgeladene Liebe ist *Chicory*. Es hilft, das Bedürfnis nach Liebe auf positivere und konstruktive Weise zu kanalisieren, damit der Partner die Freiheit erhält, auf die er ein Anrecht hat, den Raum zum Atmen. Das wird die aufgestauten Spannungen lösen und die Basis für eine gesunde Beziehung wiederherstellen. Für den «empfangenden» Partner, der sich stranguliert vorkommt, ist *Centaury* hilfreich, vermittelt diese Essenz ihm doch die Kraft, für seine *eigenen* Bedürfnisse einzustehen, während *Walnut* Schutz vor der übermächtigen Einflußnahme des anderen bietet.

Wenn man über sexuelle Probleme redet oder sich fragt, ob man vielleicht selbst ein Problem mit der Sexualität haben könnte, taucht die Frage auf, was denn eigentlich «normal» ist. Wenn man sich selbst nicht für normal hält, weil der eigene Körper, die eigenen Gewohnheiten oder die eigenen Beziehungen anders zu sein scheinen als die der anderen oder die von den Medien propagierten, kann dies tatsächlich zu der bedrückenden Sorge führen, man selbst sei vielleicht nicht normal oder akzeptabel. Wenn Sie Ihre eigenen Erfahrungen nur mit dem vergleichen können, was Sie im Film oder im Fernsehen gesehen haben, ist es durchaus verständlich, daß Sie das Gefühl entwickeln, Ihrer eigenen Partnerschaft würde etwas fehlen. Auch die Suche nach Bestätigung durch Freunde und Freundinnen kann eine schreckliche Verwirrung auslösen. Die Erlebnisse aus früheren Beziehungen können ebenfalls zu Vorurteilen und Erwartungen an die nächste Partnerschaft führen. Das «Normale» kann so weit variieren, daß es dafür keine präzise Meßlatte gibt. Im Prinzip ist stets das normal, was für *Sie* und *Ihren* Partner zur jeweiligen Zeit das Richtige ist. Was dem einen Paar keine Erfüllung bietet, mag dem anderen die schiere Freude bereiten. Es gibt viele Frauen, die noch nie einen Orgasmus erlebt haben, wohl aber eine liebevolle und befriedigende Partnerschaft genießen, in der sie sich wunschlos aufgehoben fühlen, bis ihnen ein Zeitungsartikel oder ein Gespräch mit einer Freundin das «Problem» bewußt macht. Der sexuelle Höhepunkt ist jedoch keineswegs das A und O einer Beziehung. Manchmal braucht es auch nur seine Zeit, bis er sich einstellt, und ich bezweifle, daß es Frauen gibt, die bereits beim ersten Mal einen Orgasmus erlebt haben. Das ist etwas, was einer gewissen Übung bedarf, um vervollkommnet zu werden, einer gewissen Zeit, um festzustellen, wie es herbeizuführen ist, und dazu gehört nun einmal ein sanftes Verständnis für die Bedürfnisse des anderen. Läßt sich dieses Verständnis herstellen, so wird sich das Gewünschte – vor allem innerhalb einer von Geborgenheit und liebevoller Wärme getragenen Partnerschaft – eines Tages ganz von selbst einstellen.

Kapitel 7

Die Krebsvorsorge

Gebärmutterhalskrebs

Mit der Vorsorgeuntersuchung gegen diese Krebsart, dem Gebärmutterabstrich, dürften die meisten von Ihnen schon vertraut sein. Sie wird allen Frauen im geschlechtsreifen Alter angeboten.

Gebärmutterhalskrebs ist eine gefährliche Krankheit. Er kann sich schnell durch den Uterus und ins Becken ausbreiten und in späteren Stadien Eierstöcke, Darm, Blase und Rückenmark befallen. Daher ist eine möglichst frühe Diagnose angezeigt, soll die Behandlung erfolgreich verlaufen. Bevor es den Abstrichtest gab, wurde die Diagnose allein aufgrund der Symptome gestellt, über die eine Frau klagte. Das war jedoch alles andere als zufriedenstellend, weil die Krankheit in ihrem Frühstadium praktisch ohne Symptome verläuft, so daß es oft schon zu spät war, wenn eine Frau Veränderungen an ihrem Scheidenausfluß, Schmerzen oder unregelmäßige Blutungen feststellte. Selbst chirurgische Eingriffe konnten das Leben der Betroffenen nur für kurze Zeit verlängern, weil diese besondere Art des Krebses sich dem Zugriff weitgehend entzieht. Glücklicherweise entwickelten die Ärzte G. N. Papanicolau und H. E. Traunt im Jahre 1943 eine Möglichkeit, um präkarzinomatöse Zellveränderungen im Gebärmutterhals zu bestimmen. Ihre Technik wurde von Ayre weiter verfeinert, von dem auch der Gebrauch eines einfachen Holzspatels zum Abstreichen der Zellen aus dem Gebärmutterhals stammt.

Das war ein gewaltiger Durchbruch, bedeutete er doch, daß sich frühe Anzeichen von Krebs von nun an nicht nur diagnostizieren, sondern auch behandeln ließen, was eine Weiterentwicklung der Krankheit verhinderte. In der Anfangszeit bestand die Behandlung entweder aus einem chirurgischen Eingiff oder aus Strahlentherapie; doch mit der Weiterentwicklung mikrochirurgischer Techniken brauchte nur noch das befallene Segment des Gebärmutterhalses mit Hilfe einer als «Konusbiopsie» bezeichneten Operation entfernt zu werden. So ließen sich die auf der Hand liegenden Nachteile eines radikaleren chirurgischen Eingiffs vermeiden. Auch die Strahlentherapie hatte ihre unbestreitbaren Kontraindikationen und Nebenwirkungen. Hochdosierte Röntgenstrahlung im Beckenbereich der Frau konnte katastrophale Konsequenzen für ihre Fruchtbarkeit haben. So stellte die Laserchirurgie, die in den frühen achtziger Jahren in einigen Kliniken eingeführt wurde, einen gewaltigen Schritt nach vorn dar. Sie ist nicht nur einfach durchzuführen, sondern zerstört auch ausschließlich die ungesunden Zellen, ohne dem gesunden Gewebe zu schaden, und ist außerdem extrem erfolgreich. Frühe vorkarzinomatöse Schädigungen des Gebärmutterhalses sind inzwischen fast völlig heilbar.

Obwohl diese Behandlungsmethode so erfolgreich ist, erscheinen immer noch Frauen in einem viel zu weit fortgeschrittenen Stadium der Krankheit zur Untersuchung, so daß die Todesrate bei Gebärmutterhalskrebs weiterhin steigt. Auch breit angelegte Aufklärungsmaßnahmen haben nicht verhindern können, daß nach wie vor eine beachtliche Anzahl von Frauen sich nur zögerlich oder gar nicht untersuchen läßt. Sicherlich ist «Krebs» ein erschreckender Begriff, weshalb es durchaus Unbehagen auslösen kann, sich freiwillig einem Test zu unterziehen, der ausgerechnet diese Krankheit diagnostizieren kann. Andererseits ist eine Diagnose, die gestellt wird, nachdem die Krankheit sich bereits richtig einnisten konnte, sehr viel verheerender, weil die Heilungschancen dann deutlich geringer sind. Tatsächlich ist an der Früherkennung *überhaupt nichts* Erschreckendes, weil es inzwischen eine außerordentlich erfolgreiche, sichere und unkomplizierte Behandlungsmethode gibt, welche die Heilung praktisch garantiert. Deshalb kann gar nicht genug betont werden, daß die Aussichten auf eine erfolgreiche Behandlung um so größer sind, je früher die Krankheit diagnostiziert wurde.

Bei der Vorsorgeuntersuchung handelt es sich um einen sehr einfachen Test, der nur wenige Minuten beansprucht. Dabei streicht der Arzt oder die Ärztin mit einem kleinen Holzspatel über die Gebärmutteröffnung, um einen Zellabstrich zu erhalten. Dazu muß der Gebärmutterhals zu erkennen sein, weshalb ein Instrument namens «Spekulum» in Ihre Scheide eingeführt wird, um die Scheidenwände auseinanderzudrücken. Das Spekulum ist ein ziemlich klobiger Gegenstand, der sehr viel gefährlicher aussieht als er ist. Manche dieser Instrumente sind aus Metall und fühlen sich ziemlich kalt an; andere sind aus Plastik, was als etwas angenehmer empfunden wird. Obwohl es den Anschein erweckt, als müsse die ganze Prozedur schmerzhaft sein, tut sie in Wirklichkeit überhaupt nicht weh. Nachdem das Spekulum richtig eingestellt wurde, ist Ihr Gebärmutterhals deutlich zu sehen, und der erforderliche Abstrich kann genommen werden. Auch dieser Teil der Untersuchung ist schmerzlos, wenn auch nicht immer ganz angenehm. Der Abstrich wird auf eine Glasplatte gegeben und ins Labor geschickt. Das Schlimmste an der ganzen Prozedur ist wahrscheinlich das Warten auf die Laborergebnisse! Bis diese vorliegen, können leider einige Wochen vergehen, und im allgemeinen wird man Ihnen mitteilen, daß Sie nur benachrichtigt werden, wenn es ein Problem gibt. Liegen die Ergebnisse erst einmal vor, können Sie sie jedoch jederzeit einsehen, um sich zu beruhigen. Die Untersuchung sollte in regelmäßigen Abständen wiederholt werden.

Was, wenn das Untersuchungsergebnis positiv ausfällt? Ein positives Untersuchungsergebnis bedeutet noch nicht, daß Sie wirklich Krebs haben. Ziel des Abstrichtests ist es ja, *vorkarzinomatöse* Zellen zu entdecken. Es gibt unterschiedliche Entwicklungsstufen solcher Zellen, wie es ja auch unterschiedliche Entwicklungsstufen des Krebses selbst gibt. Die Behandlung hängt also vom jeweiligen Entwicklungsstand ab.

Die harmloseste Fehlbildung wird als «Dysplasie» bezeichnet, die man früher für eine vorübergehende Anomalität hielt, weshalb sie oft auch nicht behandelt wurde, bevor sie sich verschlimmert hatte. Zwar ist es richtig, daß eine schwache Dysplasie sich nicht unbedingt über dieses Stadium hinaus entwickeln muß, dennoch entscheiden sich die meisten Ärzte heute sicherheitshalber, sie zu behandeln, da die Behandlung einen wesentlich geringfügigeren Eingriff erfordert als früher.

Das nächste Stadium bezeichnet man als «Carcinoma in situ». Diese Bezeichnung klingt schlimm genug, um vielen Frauen einen Schrecken einzujagen. Es handelt sich dabei jedoch um ein präinvasives Stadium der Krankheit, das sich durch Laserbehandlung beenden läßt.

Die Laserbehandlung ist eine relativ schnelle Prozedur. Sie wird zwar im Krankenhaus, meist aber ambulant durchgeführt. Eine Anästhesie ist nicht erforderlich. Wie bei der Abstrichnahme wird eine Spekulum in die Scheide eingeführt; weil der Gynäkologe aber sicherstellen muß, daß die Patientin absolut stillhält, werden die Beine diesmal festgeschnallt. Sie müssen sich also mit dieser etwas unwürdigen Stellung abfinden, aber es dauert ja auch nicht lange. Nun wird ein Spezialmikroskop, ein sogenanntes «Kolposkop», eingeführt, damit der betroffene Bereich präzise bestimmt und der Laserstrahl genau darauf und auf nichts anderes gerichtet werden kann. Der Laserstrahl brennt die erkrankten Zellen aus, was bewirkt, daß sich die Gebärmuttermuskeln zusammenziehen. Das fühlt sich ähnlich an wie der ziehende Schmerz während der Menstruation. Ich werde nicht versuchen Ihnen einzureden, daß die Prozedur schmerzlos verläuft, denn das tut sie ganz bestimmt nicht! Der Schmerz wird allerdings nicht durch des Brennen oder die Wunde an der behandelten Stelle ausgelöst, sondern vielmehr durch die sich zusammenziehende Gebärmutter – ein intensiver Krampf, der nicht nur unangenehm sein, sondern auch Übelkeit auslösen kann. Einige Wochen später wird noch einmal ein Gebärmutterhalsabstrich genommen und schließlich nach ungefähr sechs Monaten ein weiterer, um sicherzugehen, daß die Laserbehandlung erfolgreich verlaufen ist. Gelegentlich kann auch eine Wiederholung erforderlich sein, doch im allgemeinen genügt eine einzige Behandlung. Danach sollte die Abstrichuntersuchung mindestens einmal jährlich wiederholt werden. Wenn allerdings jeder der Tests negativ ausfällt, wird Ihr Arzt wahrscheinlich entscheiden, daß ein Abstrich alle zwei bis drei Jahre genügt.

Wer gehört zur Risikogruppe? Gebärmutterhalskrebs ist eine Erkrankung, die sexuell aktive Frauen befällt und bei Jungfrauen praktisch unbekannt ist, sie hängt also mit dem Geschlechtsverkehr zusammen. Früher glaubte man, daß nur Frauen über vierzig davon heimgesucht würden, aber tatsächlich ist sie auch unter sehr viel jüngeren Frauen verbreitet. Obwohl die Krankheit jederzeit ausbrechen kann, geht man davon aus, daß der auslösende Reiz, der die Zellmutation bewirkt, in jenen Phasen stattfindet, da der Gebärmutterhals besonders empfindlich für Veränderungen ist, beispielsweise während der Pubertät oder der ersten Schwangerschaft.

Statistisch betrachtet ist das Erkrankungsrisiko bei jenen Frauen höher, die schon früh im Leben Verkehr hatten und mit mehreren Partnern zusammen waren. Man nimmt an, daß dies mit einer bestimmten chemischen Substanz zusammenhängen könnte, die sich auf den Spermienköpfen mancher Männer findet. Auch der Herpes-Virus ist in diesem Zusammenhang ins Gerede gekommen, ebenso die Pille. Aber auch wenn Sie nicht zu einer dieser Risikogruppen gehören, sollten Sie sich keine Nachlässigkeit erlauben. Es gibt auf diesem Gebiet immer noch zu viele Grauzonen und unbeantwortete Fragen, um allzu selbstsicher zu sein. Jede sexuell aktive Frau sollte sich untersuchen lassen. Das ist die einzige Möglichkeit, sich beruhigende Klarheit zu verschaffen.

Die Angst ist ein großer Stolperstein auf vielen Gebieten, ganz besonders aber dort, wo es um die eigene Gesundheit geht. So wie man sich vor dem Zahnarztbesuch oder vor Krankenhäusern fürchten mag, fürchten sich manche Frauen auch vor dem Besuch beim Frauenarzt. Dabei mag es sich um unbekannte, unbegründete Ängste handeln, so wie es manchen Menschen beispielsweise vor einem bloßen Krankenbesuch im Hospital graut, ohne daß sie dafür einen konkreten Grund angeben können. Gegen diese Art von Angst ist *Aspen* das geeignete Mittel. Genauer betrachtet liegt die Ursache der Angst jedoch meist in der Ungewißheit darüber, wie die Sache ausgehen mag. Es kann die Furcht vor dem Krebs oder auch vor der Untersuchung selbst sein. Wenn die Frau nicht weiß, was sie erwartet, kann es sein, daß sie Stunden verbringt, um darüber zu spekulieren, was wohl alles geschehen mag und wie schmerzhaft die ganze Angelegenheit werden könnte. In einer solchen Situation bedarf es der Essenz *Mimulus* oder, wenn panisches Entsetzen vorherrschen sollte, *Rock Rose*. Gegen wilde Phantasien und panikbesetzte, irrationale Gedanken ist *Cherry Plum* angezeigt. *Rescue Remedy* jedoch ist ideal. Diese Mischung enthält sowohl *Cherry Plum* als auch *Rock Rose*, dazu *Star of Bethlehem* zur Linderung von Schock und Trauma, *Clematis* gegen Schwächegefühle und *Impatiens* gegen rastloses Aufgewühltsein. Vier Tropfen *Rescue Remedy* auf ein Glas Wasser eingenommen, bevor Sie das Haus verlassen oder während Sie beim Arzt warten, verhelfen Ihnen zu viel größerer Gelassenheit, und wenn Sie einen kleinen Vorrat mitnehmen, können Sie nach der Untersuchung noch ein paar Tropfen zu sich nehmen.

Die zweite Emotion, die neben der Angst zu Furchtsamkeit und Unruhe führen kann, ist die Verlegenheit und Nervosität darüber, daß «jemand in einen eingreift». *Crab Apple* kann Ihnen helfen, wenn Sie den Gedanken, untersucht zu werden, unerträglich finden. *Larch* hilft, wenn Sie verlegen sind, weil jemand Sie derart intim untersucht; während *Water Violet* für Frauen geeignet ist, die sich eher abkapseln und die Untersuchung als unerträglichen Eingriff in ihr Privatleben empfinden. Wenn Sie schüchtern sind, brauchen Sie *Mimulus*. Wenn Sie aber zu der Art von Frau gehören, die sich stets die Versicherung anderer einholen will («Das ist doch *wirklich* in Ordnung, oder nicht? Meinst du, ich sollte hingehen?»), ist *Cerato* angezeigt. Sollten Ihnen jedoch Unentschiedenheit und die Unfähigkeit zu schaffen machen, sich eindeutig für oder wider die Untersuchung festzulegen, ohne daß Sie dazu den Rat anderer einholen, wäre *Scleranthus* die angezeigte Essenz. Frauen, die das Leben fatalistisch hinnehmen und dem Test apathisch gegenüberstehen («Es kommt ja doch alles so, wie es eben kommt.»), kann *Wild Rose* helfen; *Hornbeam* hilft, wenn Sie den Gang zum Arzt immer wieder hinauszögern und auf morgen verschieben.

Die Bachblütenessenzen können auch ausgesprochen hilfreich sein, wenn Sie Nachfolgeuntersuchungen und eine Behandlung aufgrund eines positiven Untersuchungsergebnisses über sich ergehen lassen müssen. Das kann eine sehr beunruhigende Zeit werden, in der *White Chestnut* zusätzlich zu den oben erwähnten Essenzen angeraten ist, da es den Geist beruhigt und sorgenvolle Gedanken dämpft. *Agrimony* ist ebenfalls ein nützliches Mittel, wenn Sie Schwierigkeiten haben, Ihren Sorgen und Ihrem Kummer Ausdruck zu verleihen, und sich statt dessen verschließen und anderen gegenüber so tun, als würden Sie die Situation tapfer und gelassen, ja wie selbstverständlich meistern.

Wenn die Diagnose ein Schock für Sie ist, und das bleibt wohl kaum aus, sollten Sie *Star of Bethlehem* einnehmen, um die Schockwirkung zu lindern. Damit haben Sie dann auch gegen die Sorgen, die Furcht und die Qualen vorgesorgt, die sonst folgen würden. Wenn Sie sich deprimiert fühlen, wird *Gentian* Ihnen Mut geben; handelt es sich aber um eine tiefe Depression, in der Sie sich nur noch eine morbide Katastrophe vorstellen können, wird *Gorse* Ihnen helfen, den Glauben an das Leben wiederzufinden.

Brustkrebs

Auch Brustkrebs läßt sich inzwischen sehr früh bestimmen, lange bevor irgendwelche körperlichen Anzeichen dafür vorliegen. Allerdings wird die als «Mammographie» bezeichnete Vorsorgeuntersuchung nicht allen Frauen routinemäßig angeboten. Brustkrebs tritt häufiger bei älteren Frauen auf, weshalb die Mammographie auch im allgemeinen Frauen über 45 routinemäßig anempfohlen wird. Die Krankheit kann aber auch jüngere Frauen befallen, vor allem jene, in deren Familie es bereits Fälle von Brustkrebs gegeben hat; die niemals oder erst ab 35 zum ersten Mal schwanger waren; bei jenen, die nicht stillen konnten; wie auch bei Frauen, deren menstruelles Leben eine lange Dauer aufweist, sei es weil die Periode bereits vor dem elften Lebensjahr einsetzte, oder weil die Menopause erst im Alter von weit über fünfzig Jahren erfolgte.

Es liegt daher im Interesse aller Frauen, vor allem jener, die zu einer der oben erwähnten Risikogruppen gehören, ihre Brüste selbst zu untersuchen, damit eventuelle Anomalitäten frühzeitig entdeckt und behandelt werden können. Diese Selbstuntersuchung ist sehr unkompliziert, doch ist es ratsam, die eigenen Brüste zunächst einmal kennenzulernen. Dann machen Sie sich auch keine unnötigen Sorgen bei ganz normalen Brustveränderungen und lassen sich davon nicht in Verwirrung stürzen.

Während des Menstruationszyklus bewirken die Hormone eine ganze Reihe von Prozessen im Körper. Sie beeinflussen die Eierstöcke, den Uterus und, da der Zweck des Zyklus ja die Fortpflanzung ist, den ganzen Organismus, der sich damit auf die Schwangerschaft vorbereitet. Deshalb schwellen vor der Periode auch die Brüste an, werden empfindlich oder wund, weil sich das Gewebe in Vorbereitung auf den Milcheinschuß ausdehnt. Dadurch werden die Brüste auch härter und knotiger, doch das ist ganz normal. Wenn Sie anomale Veränderungen feststellen wollen, sollten Sie Ihre Brüste in einer latenten Phase untersuchen, am besten unmittelbar nach Ihrer Periode, weil die Brüste dann weich sind. Wenn Sie die Wechseljahre bereits hinter sich haben, untersuchen Sie Ihre Brüste am besten einmal im Monat, immer um dieselbe Zeit. Wählen Sie dazu einen Tag, den Sie sich leicht merken können.

Die Selbstuntersuchung ist recht einfach. Sie brauchen keine Instrumente, nur Ihre Hände und etwas Zeit. Als erstes stellen Sie sich vor den Spiegel und schauen sich an, wie Ihre Brüste aussehen. Dabei wird Ihnen wahrscheinlich auffallen, daß die eine Brust etwas anders geformt ist als die andere. Das ist ganz normal. Nun heben Sie die Arme über den Kopf und beobachten, welche Form Ihre Brüste in dieser Haltung annehmen. Die Haut sollte glatt bleiben. Notieren Sie eventuelle Falten oder Veränderungen. Nach der Sichtuntersuchung legen Sie sich auf den Rücken, um mit der Tastuntersuchung fortzufahren. Heben Sie einen Arm über den Kopf und befühlen Sie die ganze Brust mit den Fingerspitzen der anderen Hand. Beginnen Sie außen und arbeiten Sie sich kreisförmig in die Mitte vor, bis Sie schließlich die Brustwarze erreicht haben. Zum Schluß untersuchen Sie auch Ihre Achselhöhle, weil das Brustgewebe bis dort hineinreicht. Mit sanften, aber festen Kreisbewegungen Ihrer Hände können Sie das Gewebe unter der Hautoberfläche ertasten. Nachdem Sie die erste Brust untersucht haben, wiederholen Sie das gleiche auf der anderen Seite.

Wonach suchen wir? So wie die Form der Brüste von Frau zu Frau unterschiedlich ist, so verschieden ist auch das darunterliegende Gewebe. Deshalb fällt es schwer, kategorisch festzulegen, was als normal zu gelten hat und was nicht; und weil wir alle Individuen sind, können wir unsere eigenen Brüste nur mit sich selbst vergleichen, wobei wir den Befund unserer ersten Untersuchung als Maßstab nehmen. Als Faustregel darf gelten, daß die Brust in den ersten beiden Wochen des Menstruationszyklus weich und nicht knotig sein sollte. Ein «Knoten» fühlt sich wie eine kleine harte Erbse oder Bohne unter der Hautoberfläche an. Sie werden feststellen, daß er vorher nicht dagewesen ist, und Sie werden erkennen können, daß er zur normalen Veränderung der Brust im Zuge des Zyklus gehört, es sei denn, er verschwindet mit Beginn der Menstruation nicht. Über jeden Knoten, den Sie entdecken, und jede Anomalität oder Veränderung Ihrer Brust, die Sie bei Ihren monatlichen Untersuchungen bemerken, sollten Sie Ihren Arzt oder Ihre Ärztin sofort unterrichten. Nun läßt uns ja gerade die Angst davor, möglicherweise einen Knoten zu entdecken, oft vor der Selbstuntersuchung zurückschrecken, aber von allein wird der Knoten nicht verschwinden und andererseits ist es wichtig, daß er so früh wie möglich untersucht wird, damit sofort etwas dagegen unternommen werden kann, falls er tatsächlich *ernst* ist. Wenn Sie also Ermutigung brauchen, weil Sie sich vor Ihrem möglichen Befund fürchten, kann Ihnen die Essenz *Mimulus* helfen, diese Vorbehalte zu überwinden.

Ein Knoten in der Brust bedeutet aber noch nicht zwingend, daß es sich dabei um Krebs handelt. Achtzig Prozent aller Knoten sind gutartig: eine Zystenschwellung oder ein Gewebeklümpchen, das sich unkompliziert entfernen oder absaugen läßt. Dieser Punkt ist sehr wichtig, weil die natürliche Reaktion auf die Entdeckung eines Brustknotens Panik ist. Damit bestimmt werden kann, ob der Knoten gutartig ist oder nicht, muß ein Stück Gewebe operativ entfernt werden. Das bedeutet einen kleinen Einschnitt, der kaum eine Narbe hinterläßt.

Sollte der Befund bestätigen, daß das Gewebe tatsächlich karzinomatöse Zellen enthält, werden entsprechende Maßnahmen getroffen, um das gesamte befallene Gewebe zu entfernen. Ist das Geschwür gutartig, kann die Entnahme der Gewebeprobe bereits genügen, doch wird man danach in regelmäßigen Abständen zur Mammographie raten.

Bei der Mammographie handelt es sich um eine Röntgenuntersuchung, bei der Ihre Brüste einzeln aufgenommen werden. Das ist eine Prozedur, bei der sich die Frau ziemlich verwundbar und schutzlos vorkommen mag. Die Apparatur sieht sehr imposant aus, doch geht es eigentlich nur darum, die Brust auf die Röntgenplatte zu legen, worauf der obere Teil der Apparatur von oben Druck dagegen ausübt. Weil das Gewebe der Brust immer sehr empfindlich ist, kann dieser Teil der Prozedur ziemlich schmerzhaft sein. Eine Bekannte schilderte mir den Vorgang einmal so, daß ihre Brust wie ein Hamburger aussah, der sich zwischen den Kieferladen der Maschine befand, die sie als eine Art überdimensionales Hosenbügelgerät beschrieb! Glücklicherweise dauert die Untersuchung nicht sehr lange, und auch der Befund liegt sofort vor.

Auch hier kann die Furcht vor der Untersuchung und vor ihrem Ergebnis das größte Gefühlsproblem sein. Dagegen hilft *Mimulus*; *Aspen* wirkt gegen die Furcht vor dem Unbekannten; *White Chestnut* lindert die Besorgtheit. *Rescue Remedy* ist auch hier ideal geeignet, um es mit sich zu führen und kurz vor der Untersuchung einzunehmen.

Sollte der Befund offenbaren, daß es sich um eine bösartige Geschwulst handelt, die nicht wie im Falle des oben erläuterten, gutartigen Knotens eingekapselt ist, verläuft die Behandlung leider nicht so schonungsvoll. Dann könnten ein chirurgischer Eingriff, Bestrahlung oder beides angezeigt sein. Sicherlich graut jeder Frau vor der Mitteilung, daß eine Mastektomie – die Abnahme der gesamten Brust – erforderlich ist. Die Größe des Geschwürs bestimmt, wie umfassend der chirurgische Eingriff sein muß. Natürlich wird der Chirurg soviel von Ihrer Brust zu erhalten versuchen, wie er nur kann. Mit Hilfe der plastischen Chirurgie ist es auch möglich, eine annehmbare Brustkontur nachzubilden. Das ist jedoch lediglich ein schwacher Trost für die Frau, die vor dem Problem steht, eine Brust zu verlieren. Schließlich handelt es sich um eine Form der Amputation, so als würde man einen Arm oder ein Bein verlieren, weshalb es auch nicht leichtfällt, damit zurechtzukommen. Hier ist eine sorgfältige Beratung von größter Wichtigkeit, und wenn die Frau einen Partner hat, sollten sich beide beraten lassen, weil ein gewaltiges Ausmaß an Feinfühligkeit und Verständnis gefordert ist, damit das durch die Operation ausgelöste Trauma sich nicht auch noch auf die Partnerschaft auswirkt. Gut ist es, wenn die Auseinandersetzung mit dem Problem bereits vor der Operation beginnen kann, denn je länger man sich mit der anstehenden Veränderung vertraut machen kann, desto leichter wird sie anzunehmen sein. Wenn die Bachblütenessenzen die Uhr auch nicht zurückdrehen oder das Unvermeidliche überflüssig machen können, so können sie doch immerhin bei der Bewältigung des Problems behilflich sein und auf diese Weise die Erholung von dem Trauma beschleunigen, was eine wichtige Rolle für langfristige Gesundung und emotionale Stabilität spielt.

Am Anfang ist vermutlich der Schock vorherrschend. *Star of Bethlehem* hilft, die Erschütterung zu mildern, die das Untersuchungsergebnis zweifellos ausgelöst hat. Die Linderung des Schocks wird auch das sich daraus entwickelnde emotionale Chaos verringern, doch gegen die zwangsläufig darauf folgende Besorgtheit ist *White Chestnut* hilfreich, da es das Gemüt beruhigt. Auch die Furcht ist eine offensichtliche und natürliche Reaktion. Nervosität läßt sich mit *Mimulus* lindern. *Aspen* mildert die Sorge um die noch unbeantwortet gebliebenen Fragen. Bei größerer Angst – Panik, Entsetzen – hilft *Rock Rose*, die Vernunft im Gemüt wiederherzustellen, übrigens gemeinsam mit *Cherry Plum*, wenn die Gedanken außer Kontrolle geraten sind. Vor der Operation und danach bedarf es einer gewaltigen Anpassung an die veränderten Verhältnisse. Dabei ist *Walnut* sehr hilfreich. Diese Essenz beruhigt die ganze Persönlichkeit. Zweifellos wird in diesem Zusammenhang der Gedanke an Entstellung, Verkrüppelung oder Mißhandlung auftauchen, und zwar schon vor der Operation, auf jeden Fall aber danach, wenn sich die Wirklichkeit nicht mehr verleugnen läßt. Manche Frauen bringen es nicht einmal fertig, in den Spiegel zu schauen. Gegen das schreckliche Gefühl, entstellt zu sein und sich vor sich selbst zu ekeln, ist *Crab Apple* hilfreich, da es das Selbstwertgefühl wiederherstellt. Diese Essenz ist auch nützlich, wenn Sie das Gefühl haben, daß nun aller Augen auf Ihre Brust gerichtet sind und daß jeder sehen muß, daß Sie «verkrüppelt» sind. Natürlich wird Sie das verlegen machen, und es kommt auch nicht selten vor, daß eine Frau paranoide Wahnvorstellungen darüber entwickelt, was andere Leute von ihr halten mögen.

Wer von Depressionen überwältigt wird, kann mehrere Essenzen in Erwägung ziehen, je nach Art der Depression. *Gentian* wirkt gegen das Gefühl der Niederlage, also gegen die Depression aus bekanntem Grund; *Sweet Chestnut* sollte eingenommen werden, wenn das Leben nicht mehr lebenswert erscheint – gegen das verzweifelt traurige Gefühl der Sinnlosigkeit. Müdigkeit folgt auf fast jede medizinische Behandlung, ganz besonders auf chirurgische Eingriffe. Folglich ist *Olive*, das Mittel gegen Ermüdung, für die Rekonvaleszenz wichtig, gemeinsam mit *Hornbeam*, das jenen Frauen Kraft verleiht, die nicht die Energie aufbringen, sich dem folgenden Tag zu stellen. Jede Frau reagiert anders auf den Eingriff und seine Folgen. Die Agrimony-Frau wird ihre Gefühle verbergen oder sie überspielen, über ihre Entstellung witzeln und die Tränen verstecken, die dabei in ihr aufsteigen – Tränen, die sie so verzweifelt vergießen möchte. Andere wiederum haben vielleicht das Bedürfnis zu sprechen, sich alles von der Seele zu reden, und nutzen jeden aus, der bereit ist zuzuhören. Dieser Typ Frau braucht *Heather*, um das Problem zu bewältigen. Eine andere Frau verliert vielleicht ihr Selbstbewußtsein und hat Schwierigkeiten, sich der Außenwelt zu stellen. Dieser Typ braucht *Larch*. Manche Frauen sind von Natur aus mutig und tapfer, sie verfügen über Zähigkeit und die feste Entschlossenheit, sich von nichts und niemanden in die Knie zwingen zu lassen. Sie machen weiter, selbst wenn sie müde und krank sind, bis sie körperlich am Ende sind. Für diesen Typ ist *Oak* das richtige Mittel, denn es hilft, die natürliche Kraft zum Weiterkämpfen wiederherzustellen. Für Frauen, die schrecklich niedergeschlagen sind und jede Hoffnung auf Genesung verloren haben, ist *Gorse* das angezeigte Mittel.

Die Mastektomie wird wie der Tod eines lieben Partners empfunden, und es sind auch die gleichen Gefühle dabei im Spiel. Das Trauma, die Sorgen und die Furcht verwandeln sich nach und nach in Wut. So empfindet eine Frau möglicherweise alles, was ihr widerfahren ist, als schreiende Ungerechtigkeit und gerät darüber in Wut. *Vervain* kann die Frustration lindern helfen, die daraus folgt. Vielleicht verwandelt sich die Wut aber auch in Haß gegen das Leben oder gegen Gott. Dann ist *Holly* gefordert. Wenn sich die Wut oder der Haß nach innen, gegen die eigene Person richtet, kann daraus ein nachhaltiger und schwärender Groll entstehen, der von einem überwältigenden Gefühl der Verbitterung darüber begleitet wird, daß Sie die einzige sind, die derart leiden muß: «Warum ausgerechnet ich? Was habe ich denn nur getan, um ein solches Unglück zu verdienen?» Dieses Gefühl kann sich immer mehr festbeißen, den Groll immer weiter steigern, bis er sich auch gegen andere Frauen richtet, die noch gesund sind, oder gegen den eigenen Ehemann oder Partner, weil der «mich ja nicht versteht». Wenn Sie sich so fühlen, kann *Willow* Ihnen helfen, die negativen Gedanken zu überwinden, die so schrecklich selbstzerstörerisch sind, und sie durch positivere und optimistischere Gedanken über sich selbst und andere zu ersetzen. Wenn Sie eifersüchtig oder argwöhnisch sind, vielleicht gegenüber Ihrem Partner oder Ehemann, der, wie Sie meinen, Ihr Aussehen einfach verabscheuen und deshalb nach anderen Frauen förmlich lechzen *muß*, dann ist *Holly* das Mittel, um mit diesen Gedanken umzugehen, ob sie nun eine reale Grundlage haben oder nicht.

Manche Frauen empfinden es als hilfreich, ihren Ärger körperlich abzureagieren, und in der Tat kann es sehr heilsam sein, das angestaute Adrenalin durch körperliche Betätigung abzubauen. Wenn Kinder frustriert oder zornig sind, legen sie sich instinktiv auf den Boden, ballen die Fäuste und dreschen mit Armen und Beinen auf den Fußboden ein. So bauen sie Spannungen ab und entledigen sich ihrer Wut. Eine ähnliche, etwas erwachsenere Methode des Adrenalinabbaus besteht darin, auf ein Kopfkissen einzuschlagen, obwohl natürlich nichts dagegen einzuwenden ist, auf den Boden einzuprügeln, wenn Sie sich danach fühlen sollten!

Wenn Sie Ihren Gesundheitszustand im ganzen auch auf andere Weise unterstützen wollen, kann sich eine gute Diät mit viel frischem Obst und Gemüse, vorzugsweise aus organischem Anbau, als sehr hilfreich erweisen. Sie beschert dem

Organismus die Lebensenergie, die er benötigt, um sich selbst wiederherzustellen und dem Trauma zu widerstehen. Wer Krebs hat, sollte bestimmte Nahrungsmittel meiden und sich so ernähren, daß der Körper nicht nur bei der Rekonvaleszenz unterstützt wird, sondern auch mit allen seinen Ressourcen abwehrbereit bleibt.

Kapitel 8

Das Reifere Alter

Die Wechseljahre

Wie bereits erwähnt, beginnt das gebärfähige Alter der Frau mit etwa zwölf Jahren, dann, wenn die Menstruation einsetzt. Im Alter von etwa fünfzig Jahren hört die Menstruation wieder auf – das ist die Menopause. Der Begriff «Menopause» bezeichnet also eigentlich nur das Ende der Menstruation. Allerdings gehen damit zahlreiche körperliche und emotionale Veränderungen einher, die sich innerhalb einiger Jahre vollziehen. Diese wenigen Jahre, in denen bestimmte Symptome gehäuft auftreten können, werden als «Klimakterium» oder «Wechseljahre» bezeichnet, wobei letzterer Begriff diese Phase am präzisesten beschreibt.

«Wechsel» oder «Wandel» ist dabei das Schlüsselwort, denn diese Lebensphase verlangt ein hohes Maß an Anpassung. *Walnut* ist die Bachblütenessenz, die uns in Zeiten des Wandels hilft und die daher auch in allen großen Wendezeiten des Lebens angezeigt ist. Daher möchte ich empfehlen, dieses Mittel jeder anderen Mischung von Essenzen hinzuzufügen, die Sie in den Wechseljahren benötigen mögen.

Man weiß noch nicht genau, weshalb der Körper in einem bestimmten Alter beschließt, nicht länger fortpflanzungsfähig zu bleiben. Vielleicht will die Natur auf diese Weise das Bevölkerungswachstum eindämmen und sicherstellen, daß Neugeborene und ihre Mütter auch fit und gesund sind, das heißt jung. Natürlich gibt es viele Frauen über 45, die sehr viel fitter und gesünder sind als Frauen, die nur halb so viele Lebensjahre zählen, aber so scheint es die Natur jedenfalls geplant zu haben! Oft wird fälschlicherweise angenommen, daß die Menopause beginnt, wenn die Eierstöcke keine Eier mehr haben, doch das ist normalerweise nicht der Fall. Vielmehr reagieren die Eierstöcke einfach nicht mehr auf die Stimulierung durch die Hirnanhangdrüsenhormone, es findet kein Eisprung mehr statt, und nach und nach werden die Follikel immer weniger lebensfähig und beginnen zu verschwinden. Dementsprechend gibt es auch kein Corpus luteum mehr, wodurch es an Progesteron fehlt. Auch die Östrogenproduktion ist aufgrund der Inaktivität der Eierstöcke erheblich reduziert. Als Reaktion auf den niedrigen Östrogenpegel produziert die Hirnanhangdrüse weiterhin FSH (Follikel stimulierendes Hormon) und LH (Luteinisierendes Hormon), und dies in riesigen Mengen – in dem vergeblichen Versuch, den Eierstock weiterhin zum Eisprung anzuregen. Die Verminderung des Östrogenaustauschs ist für die Mehrzahl der körperlichen und für viele der emotionalen Störungen während dieser Übergangsperiode verantwortlich.

Es finden zahlreiche physiologische Veränderungen statt, und weil man diese mit dem Altwerden in Verbindung bringt, betrachten manche Menschen die Menopause als das Ende eines nützlichen Lebens – als einen Wendepunkt, nach dem der Frau nur noch der schnelle Niedergang bevorsteht. Dem ist jedoch glücklicherweise nicht so. Sicherlich ist die Menopause eine Wendemarke, die man erst später im Leben erreicht, aber keineswegs ist sie der Schlußstrich. Die Jahre nach der Menopause sind eine Zeit, in der Karriere, Mutterschaft und Aufbau des Heims nicht mehr alle Zeit in Anspruch nehmen. Es sollte also ein Lebensabschnitt des Genießens und der Freude sein, eine Zeit, um sich auszuruhen. Wie auch immer Sie diese Zeit für sich nutzen, das Ende Ihrer Gebärfähigkeit ist der Beginn einer neuen Lebensweise und keineswegs das Ende des Lebens.

Es ist tröstlich zu wissen, daß zwei Drittel aller Frauen die Wechseljahre ohne große Probleme überstehen und allenfalls unter leichten Symptomen leiden. Doch um darauf vorbereitet zu sein, wollen wir uns nun einige dieser Symptome näher anschauen. Das klassische Klimakteriumssymptom ist die Hitzewallung, die entweder nur gelegentlich auftritt oder auch mehrmals am Tag. Sie kommt in Schüben, die glücklicherweise selten länger als ein paar Minuten dauern. Ursache dafür ist die Erweiterung der Blutgefäße im Gesicht und im Halsbereich, und gerade weil das Gesicht davon betroffen ist, also jener Teil von uns, den jeder sieht, kann die Angelegenheit manchmal äußerst peinlich werden. Außerdem folgt darauf sehr häufig ein Schweißausbruch, der das Problem und die Verlegenheit noch verschärft. Hitzewallungen werden durch Erregung, Angst oder Nervosität ausgelöst, die nicht selten aus nichtigem Anlaß entstehen. Frauen, die ohnehin zur Nervosität neigen und sich vor Alltagsereignissen fürchten, sollten *Mimulus* zur Linderung einnehmen, bis die Errötung abgeflaut ist. Diese Essenz ist auch ein gutes Mittel für Frauen, die von Natur aus schüchtern sind und ohnehin schon leicht erröten. Erregbare Naturen, beispielsweise solche, die nicht stillsitzen können und sich allzu leicht aufregen, brauchen *Impatiens*, um ihre seelische Ruhe und ihren inneren Frieden wiederherzustellen. *Larch* hilft Frauen, die das Gefühl haben, daß alle Augen auf sie gerichtet sind, und denen es an Selbstsicherheit mangelt. *Crab Apple* ist das geeignete Mittel für Frauen, bei denen die Sorge um das Aussehen zur wahren Besessenheit wird. Hitzewallungen können auch in der Nacht auftreten, was besonders unangenehm ist, weil es den Schlaf stört. Da das Bettzeug ohnehin schon warm ist, kühlt der Körper nicht ab, und das verstärkt die Schweißbildung. Wird der Schlaf zu oft gestört, kommt es unweigerlich zu Übermüdungserscheinungen und Reizbarkeit, manchmal sogar zu Depressionen. *Olive* ist das geeignete Mittel gegen die Müdigkeit, *Impatiens* gegen die Reizbarkeit und *Gentian* gegen die Depression.

Die Hitzewallungen sind ein Symptom des Aufruhrs im Körper, aber gleichzeitig findet auch eine Revolution in den Emotionen statt, denn auch sie brauchen ihre Zeit, um sich den veränderten Umständen anzupassen. Die Zahl der emotionalen Symptome ist groß, und sie können von Frau zu Frau variieren. Es ist die individuelle Persönlichkeit, die über die Reaktion gebietet, weshalb auch stets die zum eigenen Charakter gehörenden Mittel mit berücksichtigt werden sollten, um das Gleichgewicht wiederherzustellen. Die «Typenessenz» repräsentiert die Grundeigenschaft, auf der unsere emotionale Stabilität fußt. Sie ist die Ausgangsbasis, wenn wir weitere Mittel aussuchen, um unser Gefühlsleben zu stützen. Das ganze gebärfähige Leben einer Frau basiert auf hormonellen Veränderungen – auf Schüben mal des einen, mal des anderen Hormons, auf dem Abklingen des einen und dem Anschwellen eines anderen. Diese hormonellen Veränderungen, vornehmlich jene des Östrogens und des Progesterons, die bereits für die emotionale Disharmonie verantwortlich sind, die uns in der Pubertät und beim Heranwachsen zu schaffen macht sowie vielen Frauen jeden Monat während der Menstruation, lösen die klassischen prämenstruellen Symptome der furchtsamen Unruhe, Depression und Gereiztheit aus.

Da es sich bei der Menopause um eine weitere Zeit des Umbruchs, und zwar eines sehr schwerwiegenden, handelt, ist das hormonelle Durcheinander sogar noch größer, was auch die damit zusammenhängenden Symptome verschärft hervortreten läßt. So geschieht es recht häufig, daß die Gefühle die Oberhand gewinnen und sich die Frau weinend, schreiend oder zitternd wiederfindet, ohne die geringste Kontrolle über das Geschehen zu haben (*Cherry Plum*). Manche Frauen, die normalerweise passiv sind und das Leben hinnehmen, wie es eben kommt (z. B. *Wild Rose*), werden unzufrieden und unduldsam gegenüber dem, was sie plötzlich als stumpfsinnige und sinnlose Existenz empfinden (z. B. *Beech*). Andere Frauen, die für gewöhnlich aktiv und lebensfroh sind (z. B. *Vervain* oder *Impatiens*), fühlen sich plötzlich von Lethargie und Mattigkeit überwältigt (*Hornbeam*). Im allgemeinen werden Frauen im Klimakterium empfindlicher und nehmen sich die Dinge leichter zu Herzen, Dinge, die sie sonst mit einem Achselzucken abgetan hätten. Das kann zu einer gewissen Launigkeit führen, die sich ins Selbstmitleid steigert, bis die Frau schon beim geringfügigsten Anlaß in Tränen ausbricht. Gegen solche Anfälle von Negativität und Ichbezogenheit ist *Willow* das angebrachte Mittel. Vielleicht fühlt eine Frau sich auch unzulänglich, weil sie erkennt, daß sie alt wird, und fragt sich, ob ihr Mann sie immer noch anziehend findet. Frauen, die keinen Partner haben, sind möglicherweise verzweifelt, weil sie die Gelegenheit verpaßt haben. Auch dagegen kann *Willow* helfen. *Sweet Chestnut* ist ein hervorragendes Mittel, um dem Herzen Trost zu spenden, wenn man tiefe Trauer darüber empfindet, etwas im Leben verpaßt zu haben, oder wenn man sich die Zukunft nur noch leer und sinnlos vorstellen kann. Manche Frauen haben sogar das Gefühl, daß ein Teil von ihnen abgestorben ist. Dieses Gefühl des Verlusts wird durch *Star of Bethlehem* gemildert. Andere beginnen an ihrer Leistungsfähigkeit zu zweifeln, sind verunsichert und verwundbar und unfähig, Dinge zu meistern, die sie früher mühelos bewältigt haben. *Larch* ist das Mittel zur Wiederherstellung von Zuversicht und Selbstvertrauen, während *Elm* die Last der Verantwortung erleichtert – dieses verzweifelte Gefühl des «Ich-kann-nicht-mehr!», das wohl jede von uns gelegentlich haben dürfte. Gegen Depressionen gibt es eine Reihe von Mitteln. Wir haben *Willow* bereits als Mittel gegen eingekapselte Depression kennengelernt, ebenso *Sweet Chestnut* gegen herzzerreißende Verzweiflung angesichts der Zukunft. *Mustard* ist eine hilfreiche Essenz gegen Depressionen ohne erkennbare Ursache, ähnlich der vormenstruellen oder postnatalen Depression. Gegen Hoffnungslosigkeit und Pessimismus («Für mich ist nichts mehr zu machen, wir können es ebensogut gleich aufgeben.») ist *Gorse* das geeignete Mittel. Herrschen dagegen Apathie und Resignation vor, gibt *Wild Rose* dem Leben wieder frischen Glanz.

Unsere emotionale Aufgewühltheit und die Art, wie wir uns selbst empfinden, wirken sich auch unweigerlich auf die Menschen in unserer Umgebung aus. So kann es zu Unstimmigkeiten in der Partnerschaft oder in der Familie kommen, was die ohnehin an den Kräften zehrende Zeit nur noch verschlimmert. Eine Frau, die sich für unattraktiv und nicht länger liebenswert hält, wird ihrem Ehemann oder Partner gereizt und streitsüchtig begegnen, wenn sie das Gefühl hat, daß er sich von ihr abwendet. Der Mann versucht wahrscheinlich, solchen Konfrontationen aus dem Weg zu gehen, und macht sich rar, was seine Frau wiederum als Bestätigung ihres Verdachts interpretiert, worauf sich ihre Stimmung noch weiter verschlechtert. Diese Situation kann sich schnell verselbständigen und alle möglichen ehelichen Zwistigkeiten verursachen, was um so trauriger ist, als sie sich durchaus vermeiden ließen. *Holly* wirkt gegen das Mißtrauen, *Beech* gegen die Streitsucht, *Impatiens* gegen Reizbarkeit, *Willow* gegen Groll und *Cherry Plum* gegen irrationales Denken, das die Vorherrschaft übernimmt und jeden klaren Gedanken unmöglich macht.

Dies ist eine Zeit der Anpassung für die ganze Familie, nicht nur für die Frau allein, und weil ihre Emotionen jetzt so aufbrausend sein können, muß sich der Rest der Familie in äußerster Geduld üben. Es bedarf großer Nachgiebigkeit, Toleranz und Einfühlungsbereitschaft auf allen Seiten, damit das Leben weiterhin friedlich verlaufen kann. Häufig werfen Frauen in den Wechseljahren anderen mangelndes Verständnis vor (*Willow/Beech*). Gleich ob es für diesen Vorwurf eine reale Grundlage gibt oder nicht, diese Essenzen sind immer angezeigt, wenn die besprochene Stimmung offenkundig wird. Wenn der Ehemann, der Partner oder andere Familienmitglieder es als schwierig empfinden, Sympathie und Verständnis aufzubringen, können diese Essenzen natürlich auch ihnen helfen. Ein weiteres sehr hilfreiches Mittel ist *Scleranthus*. Obwohl es vornehmlich bei Unentschlossenheit eingesetzt wird, kann es auch jede andere Form von Ungleichgewicht beheben helfen. In dieser Zeit, in der die Stimmungen so flüchtig sind und mal die eine, mal die andere vorherrscht, gibt *Scleranthus* Stabilität.

Auch sexuelle Probleme können Ihrer Partnerschaft zusetzen. Bedingt durch den geringeren Östrogenspiegel wird weniger Scheidensekret produziert, was bei manchen Frauen zu Trockenheit und Wundheit führt, vor allem während des Verkehrs, der dadurch schmerzhaft und unangenehm wird. Das läßt sich jedoch leicht durch Verwendung eines Schmiergels beheben; auch *Rescue Remedy Creme* wirkt in diesem Falle lindernd. Allerdings leiden ältere Frauen stärker unter diesem Problem, und wenn es auch um die Zeit der Menopause herum *einsetzen* kann, wird es doch meistens erst sehr viel später bemerkt. Da wir schon beim Thema Sexualität sind: Einer leider noch ziemlich verbreiteten Auffassung zufolge ist es etwas Unnatürliches, wenn eine ältere Frau noch sexuelle Begierden hat. Dementsprechend glauben viele ältere Frauen, daß ihre völlig natürlichen sexuellen Bedürfnisse pervers oder anomal seien, etwas, wofür man sich schämen oder was einem peinlich sein sollte. Das ist das traurige Resultat gesellschaftlicher Prüderie, die den Irrglauben kultiviert, daß sexuelles Verlangen zwingend mit Fruchtbarkeit zusammenhängen muß. Dem ist jedoch nicht so. Frauen können bis ins hohe Alter sexuell aktiv sein, und im Gegensatz zur allgemeinen Ansicht ist es der Mann, bei dem sich mit zunehmendem Alter das sexuelle Verlangen und die sexuelle Leistungskraft verringern.

Die natürlichen körperlichen Veränderungen während des Klimakteriums – ergrauendes Haar, Falten, Gewichtszunahme und die Umverteilung des Fetts von Stellen, wo es einst das Äußere verschönerte, an Körperbereiche, wo es weniger gern gesehen ist – stellen allesamt den Beweis dafür dar, daß der Alterungsprozeß stattfindet. Oft sieht die Frau mit Abscheu, wie ihr einstmals junger Körper sich in etwas verwandelt, das ihr unattraktiv und nicht mehr begehrenswert erscheint. Diese Entwicklung kann dazu führen, daß sie ihre eigene Sexualität in Frage stellt. Es ist aber auch möglich, daß sich das sexuelle Verlangen einer Frau in den Wechseljahren sogar noch steigert, und viele Frauen machen die Feststellung, daß die Sexualität sie nun sehr viel mehr erfüllt als in ihrer Jugend.

Hysterektomie

Es scheint angebracht, dieses Thema hier zu behandeln, denn obwohl es nicht in direktem Zusammenhang mit der Menopause oder dem Klimakterium steht und auch nicht unbedingt nur Frauen im späteren Lebensalter betrifft, stellt es doch ein Problem für sich dar, und häufig gleichen die dabei erfahrenen Schwierigkeiten jenen, die während der Menopause auftreten.

Bei der Hysterektomie handelt es sich um die Entfernung des Uterus oder der Gebärmutter. Das bedeutet jedoch nicht zwingend die Entfernung anderer Körperteile. Die Scheide bleibt dabei intakt und auch die Eierstöcke werden, wann immer möglich, verschont. Gelegentlich kann auch ihre Entfernung erforderlich werden, dann beruhen die Menopausensymptome auf der operativ erzwungenen Verringerung der Eierstockhormone Östrogen und Progesteron. Diese Symptome lassen sich jedoch durch eine entsprechende Hormonersatztherapie beheben, was sich besonders hilfreich bei jungen Frauen auswirkt, die sich einer solchen Operation unterziehen mußten.

Es gibt eine Reihe von Gründen für eine Durchführung der Hysterektomie. Nicht immer ist der Krebs dafür verantwortlich. Es kann auch an einer Fasergeschwulst liegen oder daran, daß sich eine Menstruationsstörung auf andere Weise nicht beheben läßt. Jede Frau, der man eine Hysterektomie anempfiehlt, sollte sich gründlich beraten und in allen Fragen, die ihr Sorgen machen könnten, beruhigen lassen.

Der Verlust dieses sehr weiblichen Organs kann das Gefühl auslösen, nicht mehr vollständig, keine «richtige Frau» mehr zu sein, und das ist etwas sehr Alarmierendes und Besorgniserregendes. Sanfte Bestätigung und Führung können viel dazu beitragen, solche Ängste abzubauen und Vertrauen und Verständnis wiederherzustellen. Auch hier geht es häufig um sexuelle Sorgen. Manche Frauen glauben, daß sie nun keinen Verkehr mehr haben können, aber es gibt keinen körperlichen

Grund, warum sie ihr normales Geschlechtsleben nicht wieder aufnehmen sollte. Sexuelle Erregung und Erfüllung bleibt von der Entfernung der Gebärmutter unberührt. Es sind jedoch die emotionalen Aspekte, die für die meisten Schwierigkeiten bei der Fortführung einer glücklichen Geschlechtsbeziehung verantwortlich sind.

Crab Apple hilft Frauen, die den Gedanken, «unvollständig» zu sein, nicht ertragen und anfangen, sich selbst zu hassen. Das gilt gleichermaßen für Frauen, denen der Gedanke an Sex oder an die Berührung durch ihren Ehemann/Partner unerträglich ist. *Mimulus* hilft Frauen, die Angst haben. Wenn beide Gemütszustände gleichzeitig auftreten, sind auch beide Mittel angezeigt.

Obwohl die Hysterektomie am häufigsten bei Frauen durchgeführt wird, die vor dem Klimakterium stehen oder die Menopause schon hinter sich haben, kann sie aus medizinischen Gründen gelegentlich auch bei sehr viel jüngeren Frauen erforderlich werden. Für eine Frau, die noch keine Familie gegründet hat oder meint, daß ihre Familie noch nicht vollständig sei, kann eine Hysterektomie einer Katastrophe gleichkommen.

Die Trauer und die Verzweiflung lassen sich mit *Star of Bethlehem* und *Sweet Chestnut* lindern. *Pine* hilft Frauen, die sich schuldig fühlen oder sich Vorwürfe machen, weil sie meinen, ihrem Mann die Vaterschaft zu versagen oder ihre Rolle als Frau nicht ganz erfüllen zu können.

Andererseits ist die Hysterektomie aber auch keine Operation, die völlig grundlos durchgeführt wird. Wenn es Alternativen dazu gibt, wird man sie der Frau auch anbieten. Immerhin sind die Ursachen, die eine solche Operation erforderlich machen, mit sehr viel Unbehagen, Schmerz oder schweren Menstruationen verbunden, so daß der Eingriff auf lange Sicht eher als Erleichterung empfunden werden dürfte – als Befreiung von unangenehmen und ärgerlichen Symptomen.

Das Gefühlsleben im Alter

Wir beginnen bereits vom Augenblick unserer Geburt an zu altern, doch machen wir uns erst sehr viel später im Leben wirklich Gedanken darüber. Wenn eine Frau in die Dreißiger oder Vierziger kommt, merkt sie vielleicht, daß der Alterungsprozeß sich nicht mehr aufhalten läßt, vor allem dann, wenn sie das eine oder andere graue Haar oder die ersten Fältchen entdeckt! Diese Anzeichen werden im Laufe der Zeit immer deutlicher. Bis zum Klimakterium verläuft der Prozeß graduell, danach scheint er sich zu beschleunigen. Der Grund dafür ist ein hormoneller: Östrogen ist für so viele mit Jugendlichkeit zusammenhängende Faktoren verantwortlich, daß diese Jugendlichkeit uns zu verlassen beginnt, sobald der Östrogenpegel sinkt.

Östrogen bewirkt beispielsweise die Elastizität der Haut, weshalb das Absinken des Hormons zu faltiger und schlaffer Haut führt. Die Haut wird dadurch auch dünner und dünnhäutige Körperstellen wie Schienbeine und Knöchel werden verletzungsanfälliger gegen Stöße. Das Dünnerwerden der Haut betrifft auch die Scheide, die dadurch wund und trocken werden kann. In all diesen Fällen dürfte sich *Rescue Remedy Creme* als hilfreich erweisen.

Östrogen ist auch für die Knochen zuständig, und wenn der Hormonspiegel sehr niedrig ist, führt das zu einer Rückbildung des Knochengewebes, wodurch die Knochen morsch werden. Diese Erkrankung bezeichnet man als Osteoporose, sie befällt etwa zwanzig Prozent aller Frauen über 65. Meist wird sie diagnostiziert oder offenkundig, wenn die Frau sich einen Knochenbruch zuzieht. Bei alten Frauen kann ein Sturz leicht zu einem Oberschenkelhalsbruch führen, da dieser Knochen aufgrund seiner Position besonders anfällig ist. Osteoporose wird manchmal auch diagnostiziert, wenn eine Frau über Rückenschmerzen klagt, die von einem abgenutzten oder «eingebrochenen» Rückenwirbel kommen können. Aus diesem Grund scheinen ältere Menschen auch mit den Jahren zu schrumpfen. Wenn Sie Rückenschmerzen haben, sollten Sie einen qualifizierten Chiropraktiker aufzusuchen. Alle unsere Nerven gehen von der Wirbelsäule aus, weshalb Schmerzen oder Beschwerden an jeder Stelle des Körpers von einem verrenkten Wirbel herrühren können. Ein Chiropraktiker kann solche Wirbel durch sanfte Manipulation wieder einrenken. Frauen nach den Wechseljahren sind außerdem gut beraten, für ausreichende Kalziumzufuhr Sorge zu tragen, indem sie entweder Kalziumtabletten einnehmen oder eine kalziumreiche Diät einhalten.

Was bedeutet das Altern für unser Gefühlsleben? Das ist von Frau zu Frau verschieden. Manche haben nichts dagegen, älter zu werden, und fühlen sich ganz wohl dabei, auch wenn sie bestimmte körperliche Einschränkungen als lästig empfinden. Für viele andere Frauen jedoch kommt das Älterwerden einer Katastrophe gleich. Der Anblick der alten Frau, die sie aus dem Spiegel anschaut, ruft unangenehme Gefühle, wie «es hinter sich zu haben», unattraktiv und unbegehrenswert zu sein, in ihnen hervor. Und je näher das Alter heranrückt, desto deutlicher wird auch die Gewißheit, daß sich das Leben dem Ende zuneigt. Wenn Ihnen all diese Erkenntnisse ein wenig zuviel auf einmal sind, ist *Walnut* das richtige Mittel. Es fördert den Übergangsprozeß auf sanfte Weise. Gegen den Schock der plötzlichen Erkenntnis, daß das letzte Kapitel im Buch des Lebens aufgeschlagen wurde, hilft *Star of Bethlehem*. Dieses Mittel lindert das emotionale Trauma einer solchen Offenbarung und hilft, das Gemüt zu besänftigen. Auch Furcht kann ein vorherrschendes Gefühl sein. Gegen die konkrete Furcht vor Krankheit oder Pflegebedürftigkeit hilft *Mimulus*. Zu alledem kann sich aber auch ein Schuldgefühl gesellen, weil man den Eindruck hat, anderen Familienmitgliedern zur Last zu fallen, oder die Sorge darüber, wie man allein zurechtkommen soll. Gegen Schuldgefühle hilft *Pine*, und *White Chestnut* ist gut gegen die Sorgen und die geistige Unruhe, die oft damit einhergehen. Gilt die Sorge anderen, fragen Sie sich beispielsweise, wie Ihre Kinder oder Ihr Mann es ohne sie schaffen sollen, dann ist *Red Chestnut* das Mittel, das Ihnen helfen kann, die

Situation realistisch und im richtigen Größenverhältnis zu sehen. Ängste und Sorgen dieser Art suchen auch viele alternde Frauen heim, die alles für sich behalten und keine fremde Hilfe in Anspruch nehmen, nur weil sie niemandem lästig werden und ihren Lieben keinen Kummer bereiten wollen. Hier sind *Red Chestnut* und *Pine* angezeigt, zusammen mit *Agrimony* gegen die zurückgehaltenen Gefühle, die sich hinter der immer fröhlichen Fassade verbergen. Für Frauen, die tapfer und beharrlich sind und trotz der Einschränkungen ihres physischen Körpers, die ihnen nicht mehr alles erlauben, was sie gern täten, vor dem Alterungsprozeß nicht kapitulieren, sondern weitermachen und im Herzen jung bleiben, ist *Oak* angezeigt. Dies ist ein sehr positives Mittel, weil Menschen dieses Typs eine innere Widerstandskraft und Stärke besitzen. Um so frustrierter und unglücklicher fühlen sie sich, wenn sie behindert oder pflegebedürftig werden. Zwar machen sie sich keine Sorgen darüber, daß sie krank werden könnten, und leben nach der Devise «Damit werde ich mich erst beschäftigen, wenn es soweit ist». Wenn sie aber krank werden, ist *Oak* das Mittel, das ihre innere Kraft wiederherzustellen, damit sie geduldig des Tages harren können, an dem sie wieder in Form sein werden.

Mit dem Fortschreiten der Jahre können auch Lethargie, Energiemangel und Resignation einhergehen. *Hornbeam* ist das Mittel gegen die Lethargie. Es gibt Kraft und hilft, den täglichen Anforderungen mit größerem Interesse und mehr Enthusiasmus zu begegnen. *Olive* ist bei geistiger und/oder körperlicher Abgespanntheit angezeigt, immer dann, wenn selbst für angenehme Aktivitäten zu wenig Energie übriggeblieben ist. *Wild Rose* ist indiziert, wenn Resignation und Apathie die Oberhand gewonnen haben, wenn man sich mit dem eigenen «Schicksal» abgefunden hat und zusieht, wie das Leben an einem vorüberzieht.

Ältere Menschen machen sich oft wegen ihres Schlafmangels Sorgen und bitten um Hilfe, weil sie nicht mehr so gut schlafen wie früher. Schlafstörungen und Schlaflosigkeit können von Sorgen oder Furcht ausgelöst werden; dann sind die entsprechenden Essenzen angezeigt. Allerdings ist immer noch nicht hinreichend bekannt, daß sich mit zunehmendem Alter die Schlafgewohnheiten ändern. Während der Wachstumsphasen (Kindheit und Jugend), in der Schwangerschaft und in der Zeit des Stillens brauchen wir mehr Schlaf. Im späteren Leben reduziert sich unser Schlafbedürfnis, so daß fünf bis sechs Stunden vielleicht genügen, wo in jüngeren Jahren acht oder neun ein absolutes «Muß» waren. Ein Nachmittagsschlaf reduziert das nächtliche Schlafbedürfnis noch mehr. Natürlich gibt es Möglichkeiten, dieses «Problem» zu lösen, doch oft genügt es schon, um das verminderte Schlafbedürfnis zu wissen. Sollten Sie sich deswegen Sorgen machen, kann *Walnut* Ihnen helfen, sich an diese neue Lebens- und Schlafweise zu gewöhnen. Wenn Sie aber erst einmal eingesehen haben, daß es etwas ganz Normales ist, nicht mehr so lange zu schlafen, werden Sie möglicherweise auch nicht mehr so frustriert und besorgt sein, wenn Sie das nächste Mal nachts aufwachen.

Im Laufe unseres Lebens kommen wir irgendwann an den Punkt, an dem wir mehr hinter uns gebracht haben als noch vor uns liegt, so daß es nur natürlich ist, auf all die glücklichen Erinnerungen zurückzublicken und vergangene Ereignisse noch einmal zu durchleben. Das können schöne oder traurige Erinnerungen sein, aber auch, und das ist meistens das Fall, ein Gemisch aus beidem. Da mag es unerfüllte Träume geben, den Wunsch, die Uhr doch noch einmal zurückdrehen und etwas anders machen zu können.

Bei solchen Gefühlen hilft *Honeysuckle*, die Aufmerksamkeit wieder in die Gegenwart zurückzulenken, damit die Vergangenheit reflektiert werden kann, ohne gleich alles zu verschlingen. Wenn Sie Groll wegen einer verpaßten Gelegenheit oder gegenüber anderen Menschen oder Ereignissen hegen sollten, die Sie unglücklich gemacht haben, ist *Willow* das geeignete Mittel, um mit solchen Gedanken abzuschließen, damit Sie verzeihen und vergessen können. *Walnut* kann ebenfalls einbezogen werden, da es hilft, die Veränderungen im Leben zu akzeptieren. Jedem neuen Lebensabschnitt geht eine Ruhepause voraus, in der wir uns an die neuen Verhältnisse gewöhnen und die alten ablegen müssen. Hier hilft *Walnut*, weil es den Übergang von einer Lebensweise zur nächsten erleichtert.

Jane Evans, die Autorin von *An Introducton to the Benefits of the Bach Flower Remedies*, hat zahlreiche Artikel für die Mitteilungsblätter des Bach Centre geschrieben. Der folgende wurde im März 1976 verfaßt, doch wie die Bachblütenessenzen selbst ist auch er zeitlos und von großer Relevanz für das gerade Gesagte.

Umgeben von Problemen, wie wir es in der heutigen Welt sind, von Sorgen, Ängsten und Druck jeder Art, fällt es vielen älteren Menschen schwer, loszulassen. Das ziemlich verzweifelte Verlangen, den «verdienten Ruhestand» so lange wie möglich hinauszuzögern, die Weigerung, die Verantwortung an jüngere Leute abzugeben und die gewohnte Arbeitsroutine zu ändern, kann auch ein indirekter Hilferuf sein. Solche Menschen leiden unter emotionalen Qualen und Ängsten, werden von Depression befallen. Sie können sogar besitzergreifend und reizbar werden. Sie sind angreifbar, weil sie wissen, daß Veränderungen anstehen, sehen dabei aber immer nur den Verlust, nicht den Zugewinn.

Wenn wir in der Lage sein wollen, jemandem mit solchen Anpassungsschwierigkeiten zu helfen, können uns einige allgemeine Ratschläge vielleicht von Nutzen sein. Ein wenig Mitgefühl in dieser Phase kann die Betroffenen den Wert der Bachblütenessenzen erkennen lassen, wenn ihnen dadurch in einer Zeit geholfen wird, in der sie die Zukunft nur durch die Brille der Hoffnungslosigkeit zu sehen vermögen. Mit *Gorse* zur Aufhebung der Hoffnungslosigkeit und der Depression sollte die Grundeinstellung schon etwas positiver werden.

Mit dem Altwerden geht meistens ein Verlangsamungsprozeß einher, der oft geradezu verabscheut wird. Sollte dies auch nur im Anflug zu beobachten sein, sind

Impatiens gegen die Reizbarkeit und Frustration und *Willow* gegen den Groll angezeigt. Wenn man keine häufigen Kontakte zu ehemaligen Kollegen mehr hat und die frühere Routine eines geregelten Arbeitstags vermißt, kann dies zu einem Gefühl des Statusverlusts führen. Hier hilft *Larch*, die Selbstsicherheit wiederherzustellen, die man braucht, um mit der zur Verfügung stehenden Zeit etwas Neues anzufangen.

Die körperliche Seite des fortgeschrittenen Alters mag durchaus andere Prioritäten verlangen, einen anderen Einsatz der Energie, die Förderung anderer, bis dahin latenter Fähigkeiten. Der Erkenntnis, daß eine solche Veränderung ansteht, mag eine Zeit der Unentschlossenheit folgen, in der man sich überlegt, welchen neuen Interessen man nachgehen möchte. Wenn dies Schwierigkeiten bereitet, kann *Scleranthus* die Zweifel vertreiben. Dann kann ein klarer Plan gefaßt werden. Wenn aber die überreichlichen Ratschläge von Freunden Verwirrung gestiftet haben, dürfte *Cerato* die Situation klären.

Neue Kontakte, die aufgrund von mehr Freizeit entstehen, werden den Betroffenen wahrscheinlich auch neue Ansichten bescheren und Möglichkeiten aufzeigen, wie sie die Bachblütenessenzen nutzen können, um sich selbst und anderen zu helfen. Wenn wir mehr den «Fortschritt» als das «Alter» betonen, wird die positive Seite schnell deutlich. Bald werden die neuen Interessen die zur Verfügung stehende Zeit übersteigen, dann kehren sich die negativen Aspekte ins Gegenteil um.

Versuchen wir, Menschen, die Probleme mit dem Rentenalter haben, zu ermutigen, indem wir ihnen zu der Erkenntnis verhelfen, daß es sich dabei um ein Voranschreiten und nicht um einen Rückschritt handelt, um eine Zeit, in der ein freieres Denken entwickelt werden kann, eine Zeit der Bewußtheit um tiefe, einfache Wahrheiten – genau das ist ja auch die Botschaft der heilenden Pflanzen, die wir verwenden.

Der Tod und das Sterben

Sich mit der eigenen Sterblichkeit auseinanderzusetzen, ist für die meisten älteren Menschen das größte Problem. Manche ertragen diesen Gedanken überhaupt nicht und werden alles tun, um den Alterungsprozeß aufzuhalten. Die Furcht jedoch, die sie dazu treibt, ist ihr schlimmster Feind, der allein all das bewirken kann, wovor sie zu fliehen hoffen. Auch hier können die Bachblütenessenzen helfen: *Mimulus* gegen die Furcht vor den konkreten Folgen des Alterungsprozesses; *Aspen* gegen die Angst vor dem Unbekannten, das in der Zukunft liegt; *Rock Rose*, wenn panisches Entsetzen die Gedanken beherrscht. Natürlich ist nichts dagegen einzuwenden, sich fit und gesund zu halten, sich regelmäßig zu bewegen, auf sein Gewicht zu achten, die Haut zu pflegen und so weiter. Das ist selbstverständlich gut, weil es die Lebensqualität verbessert und dem Körper die beste Gelegenheit gibt, sich vor späteren Krankheiten und Pflegebedürftigkeit zu schützen oder sich schneller und effektiver von Erkrankungen zu erholen. Nur wenn das Verlangen, fit und gesund zu bleiben, zur Obsession wird und Angstzustände oder Verspannungen erzeugt, brauchen wir Hilfe. Die Bachblütenessenzen werden uns nicht den Enthusiasmus und den Antrieb rauben, uns selbst zu helfen, sie werden uns nur dabei unterstützen, das Ganze etwas entspannter anzugehen, damit es auch wirklich von Nutzen ist.

Zu sterben ist ebenso natürlich wie geboren zu werden. Wir wissen, daß unser physischer Körper nicht ewig weiterleben kann. Eines Tages werden wir sterben, und das ist so ziemlich das einzige, worauf wir uns wirklich verlassen können! Das Leben, das wir jetzt leben, ist jedoch nur ein Teil unseres wahren Lebens. Es mag vielleicht das einzige sein, wozu wir als Person mit Namen und Titel, mit einer Familie an einem bestimmten Ort und in einem bestimmten Beruf eine Beziehung herstellen können; doch wenn wir akzeptieren, daß hinter dem Leben noch mehr steht als unsere bloße irdische Existenz, dann leben wir in der Tat ewig.

Der kurze Gang über diese Erde, den wir als Leben kennen, stellt nur einen Augenblick im Lauf unserer Entwicklung dar, so wie ein Schultag sich zu einem Leben verhält, und obwohl wir gegenwärtig nur diesen einen Tag sehen und begreifen können, sagt uns unsere Intuition, daß die Geburt unendlich weit von unserem Beginn stattgefunden hat, und daß der Tod unendlich weit von unserem Ende entfernt ist. Unsere Seele, die wir ja eigentlich sind, ist unsterblich, und der Körper, dessen wir uns bewußt sind, ist etwas Vorübergehendes, wie ein Pferd, das wir auf einer Reise reiten, oder wie die Instrumente, die wir zur Bewältigung einer Arbeit benutzen.
Edward Bach, *Heal Thyself*

Es gibt so viele Dinge im Leben, die wir nicht begreifen und wahrscheinlich auch nie verstehen werden, doch liegt das daran, daß wir Menschen sind, und gehört zu unserem Lehrstoff in diesem Kapitel unserer Evolution. Wenn wir mit allen Antworten gerüstet auf diese Welt gekommen wären, gäbe es hier nichts mehr für uns zu lernen. Dann würden wir aus unserer Existenz keinerlei Nutzen ziehen können. Um einmal mehr Dr. Bach zu zitieren: «Es ist uns nicht gestattet, die Größe unserer eigenen Göttlichkeit zu schauen oder die Macht unserer Bestimmung und die herrliche Zukunft, die vor uns liegt; denn wenn wir es täten, wäre das Leben keine Prüfung mehr und bedeutete keine Anstrengung, stünden unsere Leistung und unser Wert nicht auf dem Prüfstand. Unsere Tugend liegt darin, uns dieser großen Dinge weitgehend nicht bewußt zu sein und dennoch den Glauben und den Mut zu haben, auf gute Weise zu leben und die Schwierigkeiten dieser Welt zu meistern. Durch Kommunikation mit unserem Höherem Selbst können wir jedoch die Harmonie erhalten, die es uns ermöglicht, gegen jeden weltlichen Widerstand zu obsiegen und unseren Weg auf dem geraden Pfad der Erfüllung unseres Schicksals zu machen, ungehindert von den Einflüssen, die uns in die Irre führen wollen.»

Das Leben hat also auch Aspekte, die wir nicht kennen, Dinge, an die wir einfach nur glauben können. Wir glauben an Radiowellen, obwohl wir sie nicht sehen, fühlen oder einfangen können, und doch nimmt unser Radio oder unser Fernseher das Signal auf. Dieses Signal, die Musik oder das Bild, dient uns als Beweis dafür, daß die Wellen tatsächlich existieren, und wir glauben weiterhin an ihre Existenz, selbst wenn das Radio oder der Fernseher abgeschaltet wurden. Unglücklicherweise besitzen wir nicht alle «geistige Radios», die wir einfach anschalten können, um uns von der Existenz unserer Seele oder des uns erwartenden Lebens zu überzeugen, aber es gibt durchaus Menschen, die sensitiv für die Energie des Lebens sind, und einige von ihnen teilen anderen ihre Einsichten mit. Ob es eine paranormale Begabung sein mag oder die Fähigkeit zur Geistheilung, alle verfügen wir im gewissen Umfang darüber, obwohl manche Menschen dafür empfänglicher sind als andere. Unsere Intuition ist unser Höheres Selbst, das uns führt. Wenn wir doch nur darauf hören würden!

Jeder von uns ist ein Heiler, weil jeder in seinem Herzen liebt.

Edward Bach, *Free Thyself*

Nora Weeks war Dr. Bachs engste Mitarbeiterin und hat in den Jahren, die sie mit ihm verbrachte und in denen er nach seinen Essenzen forschte, sein Werk gründlich kennengelernt. Sie wurde ihm eine außerordentlich gute Freundin und Stütze. Nach Dr. Bachs Tod stellte sie noch vierzig Jahre lang die Bachblütenessenzen her und verschickte sie, zusammen mit ihrem Gefährten Victor Bullen, in alle Welt. Nora Weeks starb 1978 im Alter von 82 Jahren. Sie hatte zwar ein paar Bronchialbeschwerden, war aber ansonsten fit und gesund, wiewohl in ihren späten Jahren ein wenig gebrechlich. Dennoch arbeitete sie bis zum Schluß und hielt sich ausgiebig beschäftigt – mit Gartenarbeit, Lesen, Schreiben, der täglichen Korrespondenz und der allgemeinen Leitung des Bach Centre in Mount Vernon; die Arbeit war ihr Leben. Nora Weeks war eine bemerkenswerte Frau, deren Geist ihr ganzes Leben lang wach und scharfsinnig blieb. Ihr Gedächtnis und die Sorgfalt, mit der sie ihre Arbeit erledigte, waren makellos.

Nora hat nie geheiratet, obwohl sie immer Gefährten hatte – Victor Bullen und natürlich auch Dr. Bach, den sie liebte und zutiefst respektierte. Sie behielt ihre persönlichen Gefühle jedoch weitgehend für sich und nannte ihn nach Art des reinblütigen Water Violet-Typs immer «Dr. Bach» oder «der Doktor». Sein Werk füllte ihr ganzes Lebens aus. Sie hatte wenig Zeit sich zu langweilen, und weil sie zu vielen sehr guten Freunden engen Kontakt hielt, geriet sie auch nie in die Gefahr, sich einsam zu fühlen. Vielleicht haben sich in Zeiten, in denen sie mit ihren Gedanken allein war, gelegentlich Ungewissheit oder Bangigkeit in ihr gerührt, denn schließlich lag die Zukunft von Dr. Bachs Werk ganz in ihren Händen – eine gewaltige Verantwortung. Doch sie war eine emotional sehr starke Frau und folgte einfach nur ihrer Intuition und dem, was Dr. Bach gewollt hätte; so blieb sie ihrer Überzeugung absolut treu.

Auch als Nora älter wurde, hatte sie niemals Angst vor dem Tod. Für sie war er ein naturgegebenes Voranschreiten – ein weiterer Schritt nach vorn. Ein guter Freund, Henry Moorhouse, der Nora 35 Jahre lang gekannt hatte, schrieb kurz nach ihrem Tod einen Nachruf auf sie im Bach Centre Newsletter: «Für Nora war das ›Verscheiden‹ nur der Übergang in eine andere Sphäre der Heilung und in ein umfassenderes Wissen um Dr. Bach und all die Freuden, die die Bachblütenessenzen zu bieten haben.»

In der Tat glaubte sie daran, daß ihr Leben als «Nora Weeks» nur Teil eines sehr viel größeren, übergeordneten Lebens war, und obwohl sie jede Minute davon genoß, immer dazulernte, Erfahrungen machte und die ihr bestimmte Aufgabe erfüllte, sah sie ihrem eigenen Übergang doch mit Erregung entgegen. Und wie für einen Seemann, der monatelang auf See gewesen ist und nun voll Freude seine Heimat am Horizont erscheinen sieht, war das Verlassen dieser irdischen Ebene für Nora nach 82 Jahren eine Rückkehr nach Hause!

Trauer um den Verlust des Lebenspartners

Statistisch gesehen leben Frauen länger als Männer, weshalb es auch wahrscheinlich ist, daß sie ihre letzten Jahre allein verleben müssen. Die Aussicht, den Ehemann oder Partner zu verlieren, löst alle erdenklichen Gefühle aus: Furcht, Angst, Panik, Trauer, Verzweiflung; Furcht vor Einsamkeit und davor, dann allein zurechtkommen zu müssen; Sorgen wegen der Anforderungen des Alltags; Trauer beim Gedanken daran, daß der Partner nicht mehr da sein wird; und Verzweiflung angesichts der Unvermeidlichkeit des ganzen. Doch wenn irgend möglich, vermeiden wir es, allzu weit vorauszuschauen oder uns mit diesen traurigen Gedanken zu befassen. In der Tat bringt es nur wenig, morbiden Gedanken nachzuhängen. Es bewirkt meist nur, daß wir die Gegenwart nicht wirklich genießen, und das ist sehr schade. Wenn Ihnen dennoch solche Gedanken durch den Kopf gehen sollten, was von Zeit zu Zeit nur zu natürlich ist, können Ihnen folgende Bachblütenessenzen helfen, sie in die rechte Perspektive zu rücken und die Gegenwart wieder positiv zu sehen.

Mimulus bei Furcht, *Aspen* bei Bangigkeit und Unruhe, *Rock Rose* bei Panik und großer Furcht, *White Chestnut* bei sorgenerfüllten Gedanken und bei Ruhelosigkeit, *Sweet Chestnut* bei verzweifelter Qual.

Eines Tages jedoch kann es geschehen, daß Sie allein dastehen, weil Ihr Ehemann oder Partner vor Ihnen gestorben ist. Wir sind bereits auf die Emotionen eingegangen, die die Aussicht auf unseren eigenen Tod begleiten. Dieselben Gefühle können sich nach dem Tod eines geliebten Menschen einstellen. Am schwersten ist sicherlich der Tod eines so nahestehenden Menschen wie des Ehemanns oder Partners zu verkraften. Trauer nimmt manchmal merkwürdige Formen an, und all diese Stimmungen und Emotionen können verschiedene Stadien durchlaufen, die bei unterschiedlichen Menschen verschieden lange dauern. Zu trauern und zu weinen, die Emotionen loszuwerden, zu schreien, um sich zu schlagen oder was auch immer, ist eine Befreiung und als solche ein normaler und völlig natürlicher Teil des Heilungsprozesses. Die Art, wie wir mit Trauer und Schmerz umgehen, ist etwas sehr Persönliches.

Manchen Frauen hilft es, mit ihren Gedanken einfach nur allein zu sein, über den Verlust nachzudenken, über den Menschen, der nicht mehr an ihrer Seite steht, und all die Erinnerungen durchzugehen, die ihnen für immer lieb und teuer sein werden. Andere haben Schwierigkeiten, ihre Gefühle auszudrücken, sogar vor sich selbst. Daher versuchen sie, die Gedanken zu verdrängen, und haben irgendwann das Gefühl, nie richtig getrauert, nie geweint zu haben. Das mag man vielleicht als Tapferkeit deuten, doch meistens ist es nur ein Unterdrücken der Gefühle, und weil der Prozeß des Trauerns etwas Natürliches ist, das den Seelenfrieden und das Gleichgewicht wiederherstellt, läßt man in Wirklichkeit einen wichtigen Schritt auf dem Weg zur Heilung aus, wenn man die Trauer vermeidet.

Jeder Mensch braucht seine eigene Zeit, um dem Schmerz Ausdruck zu verleihen und mit ihm ins Reine zu kommen. Was für den einen Menschen hilfreich und richtig ist, muß nicht unbedingt auch für den anderen gut sein. Der Schock und die sich daraus ergebende Gefühlskette können auch «blockiert» werden, so daß die Tränen, die doch so verzweifelt herbeigewünscht werden, um den Schock zu lösen, nach innen statt außen strömen, den Schmerz ertränken und dadurch eine noch größere Leere erzeugen. Wenn die Tränen schließlich fließen, ist das ein Zeichen dafür, daß der Trauerprozeß und damit auch die Heilung eingesetzt hat.

Die Bachblütenessenzen helfen Ihnen nicht, die Emotionen zu unterdrücken, denn das würde die Trauerarbeit nur behindern. Vielmehr ermöglichen sie Ihnen, jede Phase der Trauer und des Schmerzes mit mehr Selbstsicherheit zu meistern, bis Sie schließlich wie ein kleines Schiff nach einem Sturm auf hoher See sicher Ihr Ziel erreicht haben.

Star of Bethlehem ist zu Anfang die wichtigste Essenz, wirkt aber auch in späteren Phasen der Trauer hilfreich, wenn die Auswirkungen des Schocks noch immer zu beobachten sind. Es ist das Tröstungsmittel, das die Trauer und die Leere meistern hilft.

Honeysuckle hilft Frauen, die in der Vergangenheit gefangen sind. Allerdings geht es nicht etwa darum, Gedanken an glückliche Zeiten, Erinnerungen an Orte, Menschen und Ereignisse, die man miteinander geteilt hat, auszumerzen. Diese Erinnerungen sind durchaus in der Lage, Ihnen Trost zu spenden. Wozu braucht man dann *Honeysuckle*? Das Mittel soll Ihnen helfen, wenn Sie über die Vergangenheit nicht nur sanft meditieren, sondern sich ganz in ihr verlieren und damit Ihrer eigenen Zukunft und Gegenwart(!) im Wege stehen. Auf diese Weise hilft *Honeysuckle* der Essenz *Star of Bethlehem* bei der Wiederherstellung und Heilung.

Sweet Chestnut wirkt bei dem quälenden Gedanken an eine Zukunft, die nichts als Leere birgt; dann also, wenn das Leben nicht mehr lebenswert scheint. *Sweet Chestnut* ist wunderbar geeignet, um Herz und Seele zu erheben und den Weg durch den dunklen Tunnel der Trauer zu weisen, an dessen Ende das Licht wieder leuchtet.

Willow: Einige Frauen sind wütend auf ihren geliebten Partner und von Groll gegen ihn erfüllt, weil er sie allein zurückgelassen hat. *Willow* hilft diesen Frauen ebenso wie jenen, die nun einen Groll gegen das Leben entwickeln, sich fragen, warum ausgerechnet *sie* zurückbleiben müssen, und immer in sich gekehrter werden, bis die Spirale von Trauer, Groll und Selbstmitleid nicht mehr zu durchbrechen ist. Auch das sind ganz natürliche Gefühle und nichts, wofür man sich schämen muß. Viele Menschen, die so empfinden, fühlen sich zugleich auch schuldig.

Pine ist das Mittel gegen die Schuldgefühle von Frauen, die sich vielleicht Vorwürfe machen, weil sie eine Krankheit oder eine Tragödie nicht rechtzeitig vorhergesehen oder nichts dagegen unternommen haben. Das kann besonders bei jenen

Frauen aktuell werden, die jemanden durch Unfall oder plötzliche Krankheit verloren haben. Schuldgefühle führen oft auch zu schweren Selbstvorwürfen, wenn der Tod des Ehemanns oder Partners plötzlich eintraf und es keine Gelegenheit mehr gab, Abschied zu nehmen. Möglicherweise ist der Partner sogar nach einem Streit verunglückt, der bei beiden eine schlechte Stimmung zurückließ. *Pine* ist ein sehr hilfreiches und tröstendes Mittel gegen die Schuldgefühle, die auf solche Ereignisse folgen.

Vervain hilft gegen das Gefühl, das Leben sei eine einzige Ungerechtigkeit. Es wirkt Verspannung und Frustration darüber entgegen, daß einem auf unzulässige oder ungerechte Weise etwas weggenommen wurde. Dieses Gefühl kann auch mit Groll einhergehen (in diesem Fall sollte zusätzlich *Willow* verabreicht werden) oder mit Haß (dann wäre *Holly* eine wertvolle Ergänzung, um den Zorn abzumildern).

Holly wirkt gegen Gefühle wie Haß, Rachsucht, Argwohn oder Neid. Es ist nichts Ungewöhnliches, daß eine Frau wütend ist auf den Mann, den Sie verloren hat, ihn sogar dafür haßt, daß er gegangen ist und so selbstsüchtig war, zu sterben und sie zurückzulassen; und es ist auch alles andere als ungewöhnlich, daß sie Haß gegenüber dem Leben empfindet, weil es so bösartig zu ihr gewesen ist. Auch Neid, Eifersucht oder sogar Haß gegen andere Frauen, die noch einen lebenden Partner haben, ist ein weitverbreitetes und normales Gefühl. Alle diese Emotionen, die manchmal recht heftig sein können, können mit Hilfe von *Holly* bewältigt und umgepolt werden.

Elm ist für Frauen, die sich von der Verantwortung überwältigt fühlen, die plötzlich ganz allein auf ihren Schultern ruht. Obwohl viele Frauen inzwischen durchaus in der Lage sind, vom Klischee her typisch «männliche» Aufgaben zu erledigen, gibt es ebenso viele, die nicht über entsprechende praktische Erfahrung verfügen, um mal eben einen undicht gewordenen Wasserhahn zu reparieren oder die Steuererklärung auszufüllen. Für sie kann sich etwas an sich ganz Triviales als reine Katastrophe auswirken. *Elm* ist das Mittel, das diesen

Frauen hilft, über den Dingen zu stehen und sie mit Selbstvertrauen und Zuversicht anzugehen.

Gentian: Wenn die Dinge aus dem Ruder laufen und Entmutigung und Verzweiflung die Oberhand gewinnen, ist *Gentian* das richtige Mittel. Es muntert auf und gibt Kraft für einen neuen Versuch.

Hornbeam hilft Ihnen, falls Sie das Gefühl haben, den Anforderungen des Tages nicht gewachsen zu sein. Wenn Sie sich schon müde fühlen, bevor Sie überhaupt aufgestanden sind, wenn Sie schon bei dem bloßen Gedanken ermatten, zwölf weitere Stunden durchstehen zu müssen, ist *Hornbeam* das richtige Mittel. Es gibt die Kraft, sich allem zu stellen und dem, was der Tag bringen wird, mit größerer Begeisterung zu begegnen.

White Chestnut wirkt gegen sorgenvolle Gedanken und geistigen Zwist. Diese beunruhigenden Gedanken können zu Schlaf- und Rastlosigkeit führen. In diesem Fall hilft *White Chestnut*, das Gemüt von den Sorgen des vergangenen oder des kommenden Tages zu entlasten und auf diese Weise die Gelassenheit wiederherzustellen, deren natürliche Folge ein gesunder Schlaf ist.

Mimulus hilft bei Furcht vor alltäglichen Dingen. Es ist das geeignete Mittel, um jenen Frauen Mut zu spenden, die nervös oder furchtsam sind.

Water Violet ist das richtige Mittel für jene, die ihren Kummer und ihre Trauer schweigend ertragen, die nicht mit anderen reden oder meinen, es nicht tun zu können; es hilft Frauen, die in der Isolation enden, wenn Freunde und Nachbarn verlegen oder unsicher sind, wie sie sich verhalten sollen, und wirkt gegen die Einsamkeit, die sich daraus entwickelt. *Water Violet* macht es Ihnen möglich, Ihren Schmerz mitzuteilen und eine Schulter zu finden, an der Sie sich ausweinen können.

Bisher haben wir uns auf die Gefühle der Frau konzentriert, die entweder unter dem Gedanken leidet, ihren Ehemann oder Partner zu verlieren, oder die tatsächlich diesen Verlust erleidet und zur Witwe wird. Auf die Gefühle des männlichen Partners, der vielleicht weiß, daß er bald sterben muß, sind wir nicht eingegangen. Auch er kann unter Ängsten leiden (*Mimulus*), vielleicht fühlt er sich auch schuldig, weil er seine Frau im Stich lassen wird (*Pine*), oder er macht sich Sorgen und fürchtet um ihr Wohlergehen (*Red Chestnut*).

Victor Bullen, der enge Freund und Gefährte sowohl von Nora Weeks als auch von Dr. Bach, hatte eine wunderbar gelassene Lebenssicht und konnte vielen, vielen Menschen sanften Rat geben. Seine Gedanken mit dem Titel «Junges Alter» gebe ich hier wieder. Ich wünsche mir, daß sie jenen Frauen Trost spenden mögen, die ihren Ehemann oder Partner oder einen anderen lieben Menschen verloren haben.

Man ist froh, lange genug gelebt zu haben, um das Alter genießen zu können. Man lernt sich anzupassen. Obwohl Denken und Tun sich jetzt etwas verlangsamen, kann man dieses erregende Abenteuer des Lebens hier auf Erden bis zur Neige auskosten. Die Pflichten des Alltags, die Anstrengungen, der Abwasch, das Unkrautjäten, alles wird Teil des herrlichen Abenteuers Leben, anstatt triviale Routine zu sein, die es allenfalls zu ertragen gilt. Man wird sehr leicht zum Opfer düsterer Gedanken und gesundheitlicher Belastungen, wenn der Geist nicht von Interessen und von der Liebe zum Leben erfüllt ist. So wie die Furcht und die Erwartung von Krankheit die Vitalität senkt und Erkrankungen anzieht, so zieht auch die Furcht vor dem Alter seine verkrüppelnden Einschränkungen an, bis man vor Entsetzen wie gelähmt ist. Freude oder Furcht sind ansteckender als Masern. Solange die Gesundheit also erhalten bleibt, können wir immer noch mit Freude dienen und kommunizieren, indem wir selbst ganz einfach gelassen und glücklich bleiben.

Und in Zukunft? Da fällt mir ein immer wiederkehrender Traum ein, in dem ich dastehe und mitansehe, wie die unausweichliche Flut auf mich zuspült. Ein kurzer

Augenblick der Furcht, als die Flut mir die Beine wegreißt, und schon ist da nichts mehr als der große graue Ozean und dann die Erregung, hochgehoben und einer prächtigen Sonne entgegengetragen zu werden, die gerade am Horizont aufgeht. Es ist ein Anblick von unendlicher Schönheit und unsagbarem Frieden. Ein atemberaubender Chor in der Morgendämmerung, die warmherzige Begrüßung der Freunde.

Es gibt keinen Tod.

Literatur

Die folgende Liste enthält eine Auswahl deutschsprachiger Bücher zu den Bach-Blüten und anderen, in diesem Buch angesprochenen Themen. Sie erhebt nicht den Anspruch auf Vollständigkeit.

Aschenbrenner, Anita: *Fühlen lernen – fließen lassen – leben*, Aurum, Braunschweig 1994
Asjes, Ellen: *Heilende Öle und Essenzen. Aromatherapie leicht gemacht*, Aurum, Braunschweig, 3. Aufl. 1993
Bach, Dr. Edward: *Die nachgelassenen Originalschriften* (Hg. Howard, Judy und Ramsell, John), Hugendubel, München 1991
Bach, Dr. Edward: *Blumen, die durch die Seele heilen*, Hugendubel, München 1978
Bach, Dr. Edward: *Blüten, die heilen*, Heyne, München 1990
Bach, Dr. Edward: *Die heilende Natur*, Heyne, München 1990
Bach, Dr. E./Petersen, Jens-Erik: *Heile dich selbst mit den Bachblüten*, Knaur, München 1988
Bachmeier, Bernd: *Fasten und Yoga. Klarheit für Körper, Seele und Geist*, Aurum, Braunschweig 1992
Blome, Dr. Götz: *Mit Blumen heilen*, Bauer, Freiburg 1985
Blome, Dr. Götz: *Das neue Bach-Blüten-Buch*, Bauer, Freiburg 1993
Chancellor, Philipp M.: *Handbuch der Bach-Blüten*, Aquamarin, Grafing 1988
Evans, Jane: *Einführende Gedanken über die Heilweise der Bach-Blüten*, Sonnentau, München o. J.
Howard, Judy/Ramsell, John: *Die Bach-Blüten – Fragen und Antworten*, Hugendubel, München, 2. Aufl. 1992

Jones, TW: *Kleines Bach-Blüten Lexikon,* Sonnentau, München 1990

Kraatz, Ingrid S./von Rohr, Wulfing: *Die richtige Schwingung heilt,* Goldmann, München 1989

Moerman, Cornelis/Breuß, Rudolf: *Krebs – Leukämie und andere scheinbar unheilbare Krankheiten mit natürlichen Mitteln heilen,* Aurum, Braunschweig, 7. Aufl. 1994

Müller, Beatrice C./Köpfer, Siegfried: *Blütenbilder – Seelenbilder,* Aurum, Braunschweig, 6. Aufl. 1994

Scheffer, Mechthild: *Bach-Blütentherapie,* Hugendubel, München 1981

Scheffer, Mechthild: *Erfahrungen mit der Bach-Blütentherapie,* Hugendubel, München 1984

Scheffer, Mechthild: *Selbsthilfe durch Bach-Blütentherapie,* Heyne, München 1988

Scheffer, Mechthild: *Lehrbuch der Original Bach-Blütentherapie,* Jungjohann, Neckarsulm 1990

Scheffer, Mechthild/Storl, Wolf D.: *Die Seelenpflanzen des Edward Bach,* Hugendubel, München, 2. Aufl. 1992

Scheffer, Mechthild: *Die praktische Anwendung der Original Bach-Blütentherapie in Fragen und Antworten,* Goldmann, München 1993

Vishnu-Devananda: *Das Große Illustrierte Yoga-Buch,* Aurum, Braunschweig, 5. Aufl. 1993

Vlamis, Gregory: *Die heilenden Energien der Bach-Blüten,* Aquamarin, Grafing 1987

Weeks, Nora: *Edward Bach, Entdecker der Blütentherapie,* Hugendubel, München 1988

Weeks, Nora/Bullen, Victor: *38 Bach Original Blütenkonzentrate,* Jungjohann, Neckarsulm 1991

Nützliche Adressen

The Dr. Edward Bach Centre
Mount Vernon
Sotwell, Wallingford
Oxon OX10 OPZ
England

Institut für Bach-Blüten-
therapie, Forschung und
Lehre, Mechthild Scheffer

Deutschland:
Dr. Edward Bach Centre,
German Office
Eppendorfer Landstraße 32
20249 Hamburg
Tel. 040/46 10 41
Fax 040/47 02 61

Österreich:
Dr. Edward Bach Centre,
Austrian Office
Seidengasse 32
A-1070 Wien
Tel. 01/5 26 56 51
Fax 01/5 26 56 52

Schweiz:
Dr. Edward Bach Centre,
Swiss Office
Mainaustraße 15
CH-8034 Zürich 8
Tel. 01/3 82 33 11
Fax 01/3 82 33 19

Arbeitskreis
Partnerschaftskrise
Rotlintstraße 92
60389 Frankfurt
Tel. 069/62 06 04

Psychosoziale
Beratungsstelle
in Familienkrisen
Günterstalstraße 41
79102 Freiburg
Tel. 0761/7 87 61

Verband alleinstehender
Mütter und Väter
Van-Groote-Platz 20
53173 Bonn
Tel. 0228/35 29 95

Verband alleinstehender
Frauen
Rainweg 2
20349 Hamburg
Tel. 040/60 18 27

Zusammenwirken im
Familienkonflikt
Wilhelmsaue 133
10715 Berlin
Tel. 030/8 61 01 95

Beratungsstelle für
natürliche Geburt
und Eltern-Sein
Häberlstraße 10
80337 München
Tel. 089/53 20 76